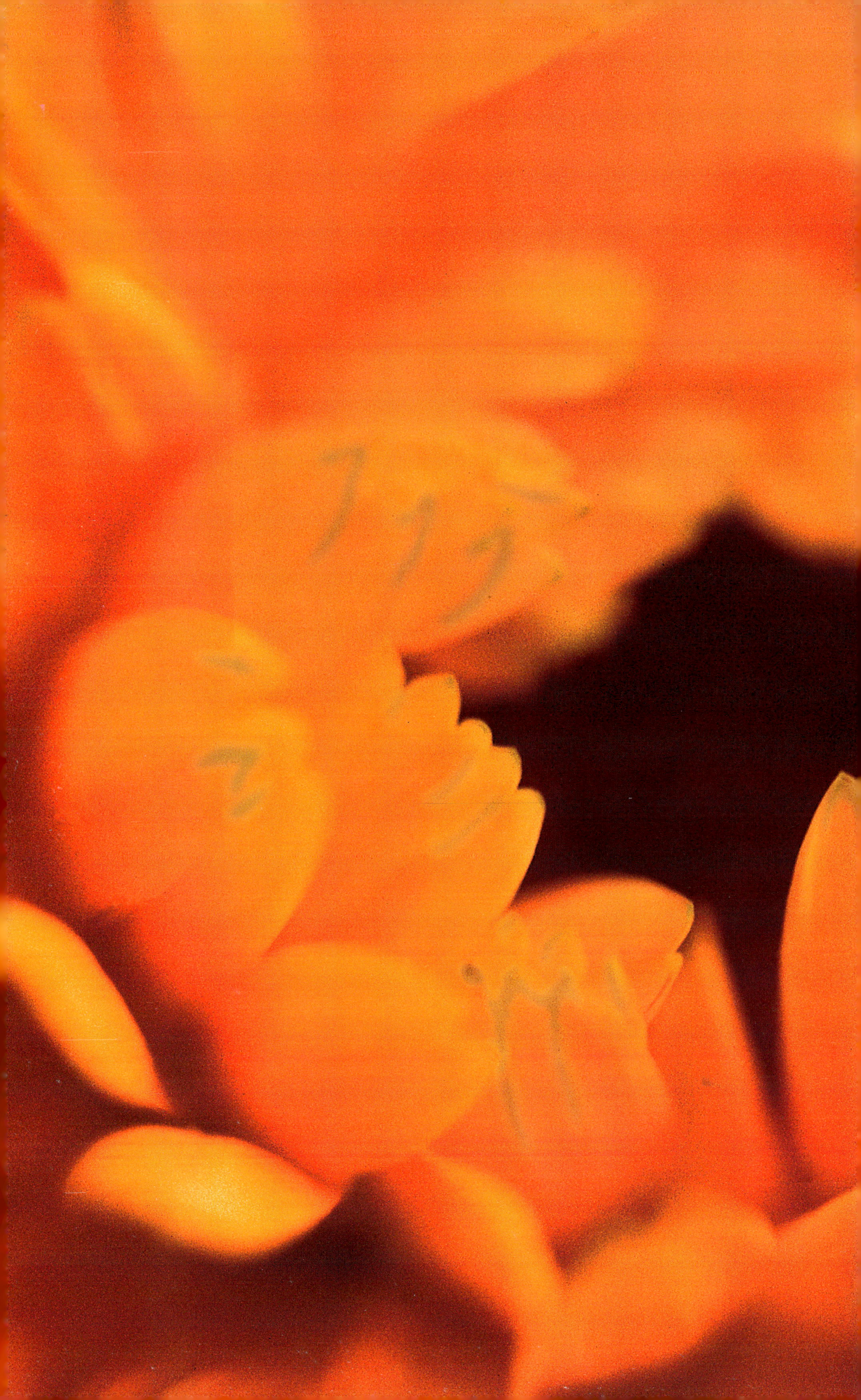

Christina Kiehs-Glos

Calendula

Eine Heilpflanze spiegelt das Licht

Mit Fotografien der Autorin

aethera®

Für Chasqui

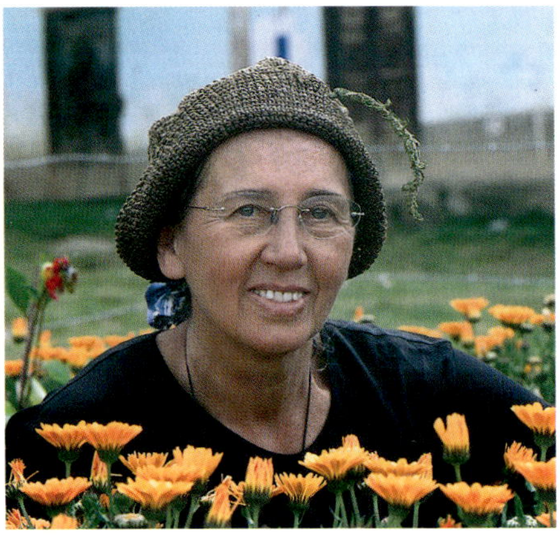

Foto: Abel Simeon Solis

Die Natur ist mir äußere und innere Heimat zugleich. In ihr begegne ich mir selbst und dem Phänomen der Heilung in immer neuen Aspekten.
Die Fotografie ist mein Weg, die Vielschichtigkeit in der Existenz einer Pflanze aufzuspüren und sichtbar zu machen; denn im Wechsel des sinkenden und sich erneuernden Lichts offenbart sie ihre Seele.
Gleichzeitig entwickelt sich eine spirituelle Beziehung zwischen Pflanze und Mensch, die in ihrem Erkennen als Heilpflanze, in der Potenzierung ihrer Extrakte, im Pflanzentanz zu einer Erhöhung des Pflanzenwesens führt.
Ich sehe meine Lebensaufgabe darin, Möglichkeiten für diese Begegnung zu eröffnen und die Heilkraft der Pflanzen erfühlbar, erfahrbar und erlebbar werden zu lassen, sei es über Atem-Energie-Arbeit im Qi gong, über meine Art zu fotografieren oder über das Wort.

1. Auflage 2001
aethera im Verlag Freies Geistesleben & Urachhaus GmbH
Landhausstr. 82, 70190 Stuttgart
Internet: www.aethera.de
ISBN 3-7725-5026-6

Druck: Uhl, Radolfzell

Inhalt

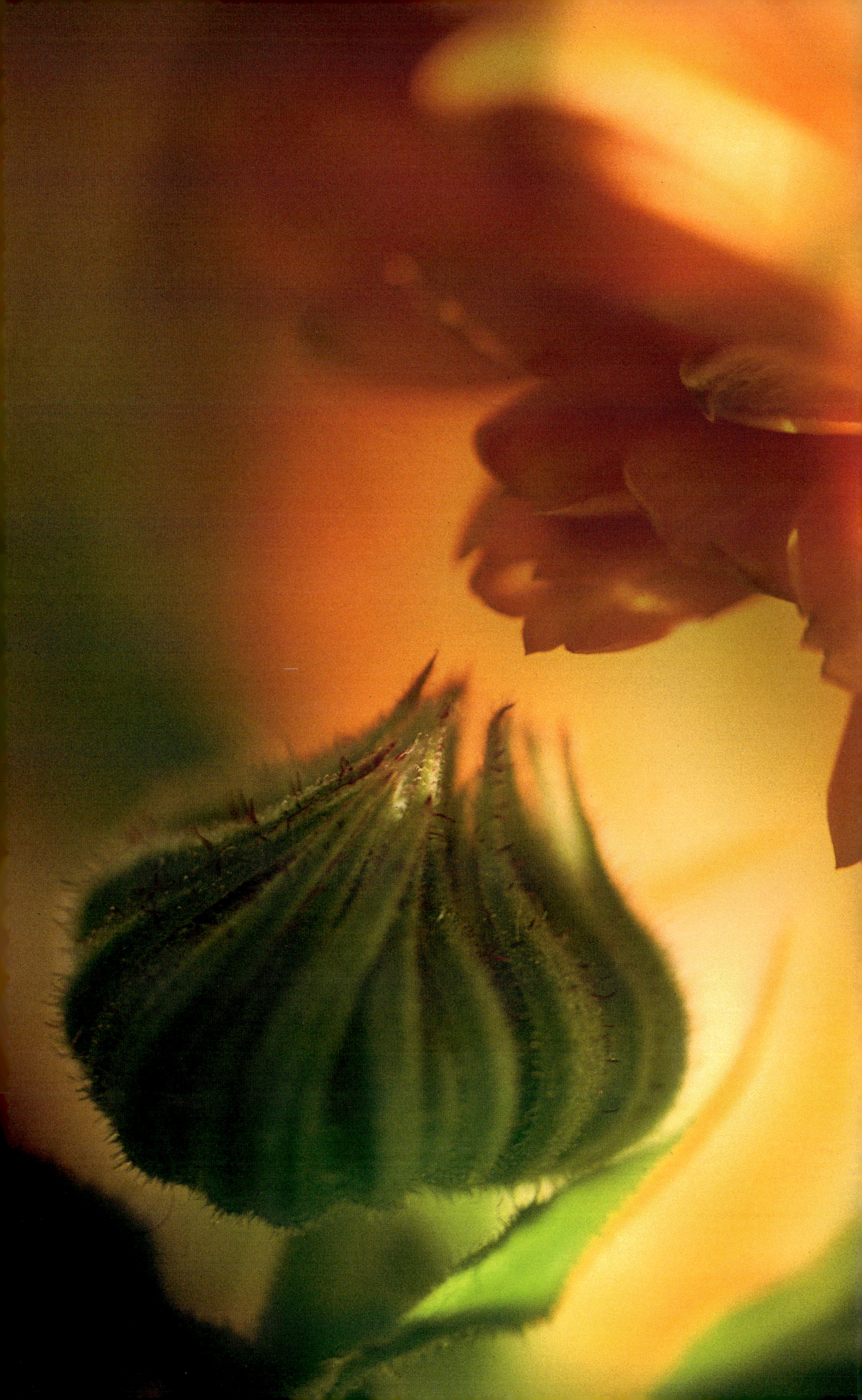

Hommage à Ringula

Nicht immer gab der Volksmund seinen lichtvollen Heilpflanzen klangvolle Namen. Hühnernelke, Fall- oder Warzenblume – wen interessieren die schon! Doch verbirgt sich hinter ihnen die fast allen Menschen vertraute Ringelblume. Gewiss gibt es kaum jemanden, der nicht mindestens einmal in seinem Leben die heilende Wirkung der «Ringeles-Salbe» erfahren durfte, der nicht einmal einen Babypo mit Calendula-Creme pflegte.

Zu den Schau-Effekten eines Englischen oder Französischen Gartens gehört sie allerdings nicht, die Ringula. Auch im Barock- oder gar im Japanischen Garten suchen wir sie vergeblich. Ringelblumen zählen nicht zu den Königlichen wie Rose, Nelke und Lilie.

Auch in meinem elterlichen Hausgarten zierten sie nicht die Vorzeige-Rabatten am vorderen Eingang, sondern waren im «hinteren» Bereich angesiedelt, dem Nutz-und Kräutergarten. Selbst dort wurde ihnen manchmal das Wuchern eingeschränkt, wie auch ihren Nachbarinnen, der Pfefferminze und Kamille. Wir ehrten sie aber dennoch, auch wenn sie es mal wieder zu «wild getrieben» hatten, nämlich in Sonntagssträußen. Strahlten am lichten Sommermorgen ihre voll entfalteten Blütenkörbe gelb-golden-orange, «badeten» wir sie unmittelbar nach der Ernte mehrere Stunden in heißem Schweineschmalz. Danach dienten sie ein Jahr lang heilend bei allen natürlichen Folgen von Seilspringen, Wettrennen, Klettern über rostige Zäune, Holzspalten, Anfassen heißer Bleche und, und, und …

Etwas zwiespältig war also mein Verhältnis zu dieser Pflanze, und ich wusste lange Zeit nicht, in welche Gedankenecke ich sie aussäen sollte.

1997 änderte sich das, als ich begann, die Ringelblume, *Calendula officinalis,* wie ihr lateinischer Name lautet, zu fotografieren und meine Studien vom Keimen bis zum sichtbaren Vergehen zu dokumentieren. Schon die erste Begegnung mit den jüngsten Calendula-«Kindern» löste in mir den Wunsch aus, diese schlichte Pflanze geistig in den Adelsstand zu erheben. Seit dieser Zeit blüht Calendula in meinem Seelengarten. Und heute öffne ich die Gartentüre für Sie, um mit Ihnen dieser elementar kraftvollen, lebensfrohen Pflanze zu huldigen.

Dieses Buch ist meine Hommage à Ringula, Calendula, Goldblume, an die Sonnenbraut, den Sonnenwirbel – und nicht zuletzt an das Mariengold, das anspruchslos und ohne Kunstdünger in unseren Bauerngärten glänzt und als blühendes Feld das «leuchtendste» Beispiel des biologisch-dynamischen Heilpflanzenanbaus der Weleda AG in Schwäbisch Gmünd Besucher in Erstaunen und Entzücken versetzt.

Christina Kiehs-Glos — *im Ringelblumensommer 2000*

Abb. 1: Mit beschützender Gebärde empfängt die geöffnete Calendula ihre Kinder.

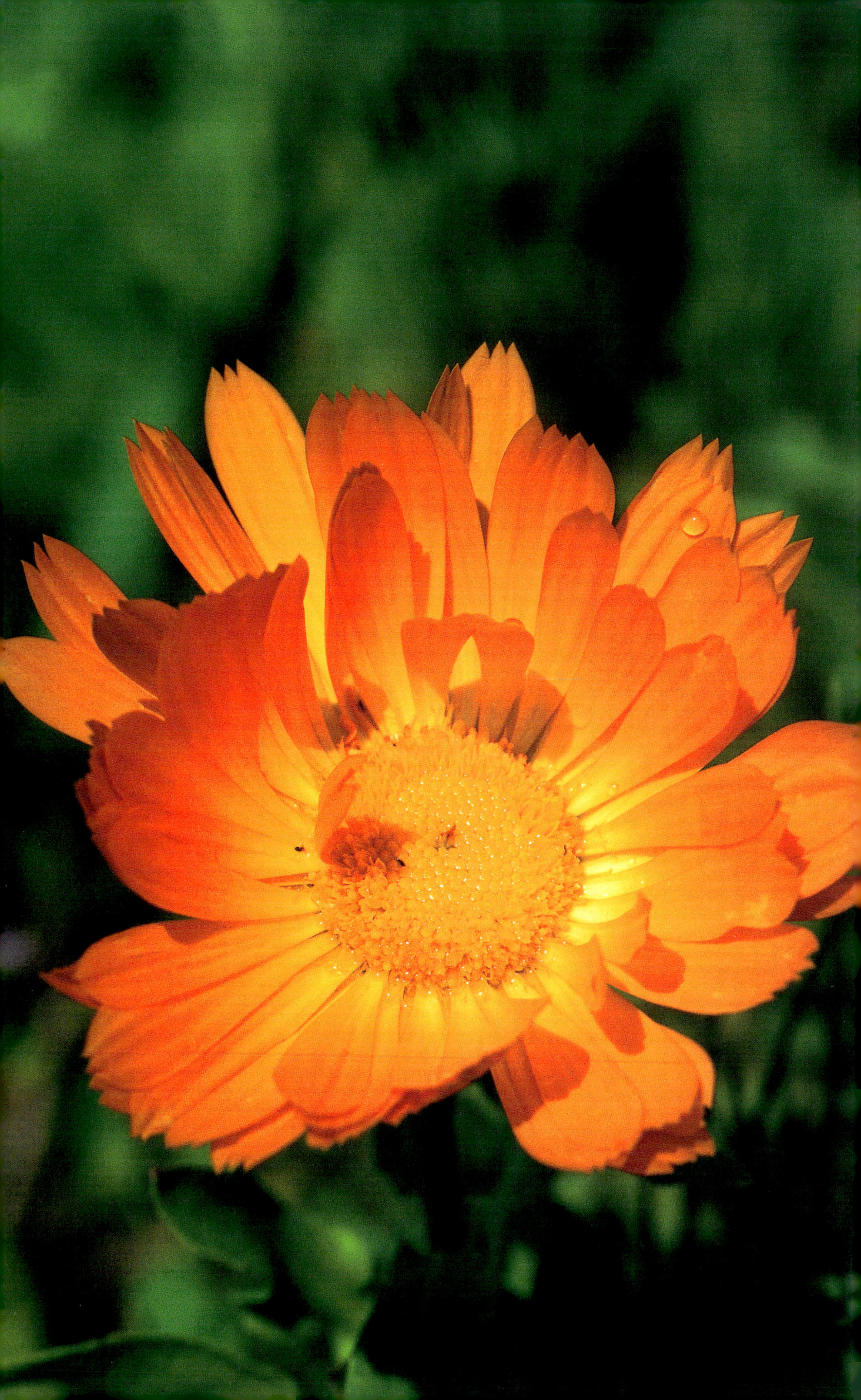

Der große Zusammenhang: «Alles im Kopf»

Hightech» im Pflanzenreich findet sich ganz besonders in der Familie der Korbblütler, deren zahlreiche Arten eine große Vielfalt in Gestaltbildung und Stoffwechselabläufen ausgebildet und fast die ganze Erde erobert haben.

Hohlköpfige gibt es reichlich im Pflanzenreich und dank ihrer Großköpfigkeit haben es einige zu stattlichen Namen gebracht wie Helmkraut, Kronwicke, Kopfkohl. Doch die höchste Entwicklung der Blütenpflanzen finden wir nicht in diesen hohlen Trichtern und Glocken, sondern in den teilweise ganz zierlichen Blütenköpfchen von Goldrute oder Jakobskraut. Vertrauter ist uns diese große Pflanzengattung mit den «zusammengesetzten» Blüten, den *Compositae,* in Gänseblümchen, Margerite, Löwenzahn. Die größte Kompositenblüte unserer Region dürfte mit Abstand die Sonnenblume sein, die leuchtendste Vertreterin ist sicherlich Calendula, die Ringelblume.

Überraschungskörbe

Schauen wir tiefer hinein in diese Blütenköpfe, so entdecken wir, dass sie wahre Überraschungskörbe sind. Lassen wir uns wie die Bienen anlocken von dem sonnengleichen Strahlengesicht, so werden wir zunächst getäuscht, denn nicht einmal tief im Grunde dieser gelb-goldenen Zungen findet sich der begehrte Nektar in der Fülle, die das liebevolle Gesicht erwarten ließ. «Also ein Irrflug ! Aus den winzigen Trichtern im innersten Korb ragt nur Pollen hervor. Dafür ist die Mittagsschicht im Bienenstaat zuständig! Doch nein, wenn der Saugrüssel in die ganz dicht stehenden Röhrenblüten eintaucht, findet sich doch ein Nektartrunk. Allzu üppig fällt er freilich nicht aus. Was Pflanzen so alles vortäuschen! Auch in einem langen Bienenleben fliegt man von Überraschung zu Überraschung.» – Solche oder ähnliche Gedanken mögen eine Honigsammlerin auf dem Calendula-Feld beschäftigen.

Abb. 2: Die intensivste Sonnenfarbe entwickelt Calendula in ihrer Heimat am Mittelmeer.

Klarheit und Vollkommenheit in der Symmetrie dieser radiären Blüten sind gepaart mit hoher Wirtschaftlichkeit aufgrund pflanzlicher «Arbeitsteilung». Die Zungen-und Röhrenblüten-Komposition der Kompositen gründet auf

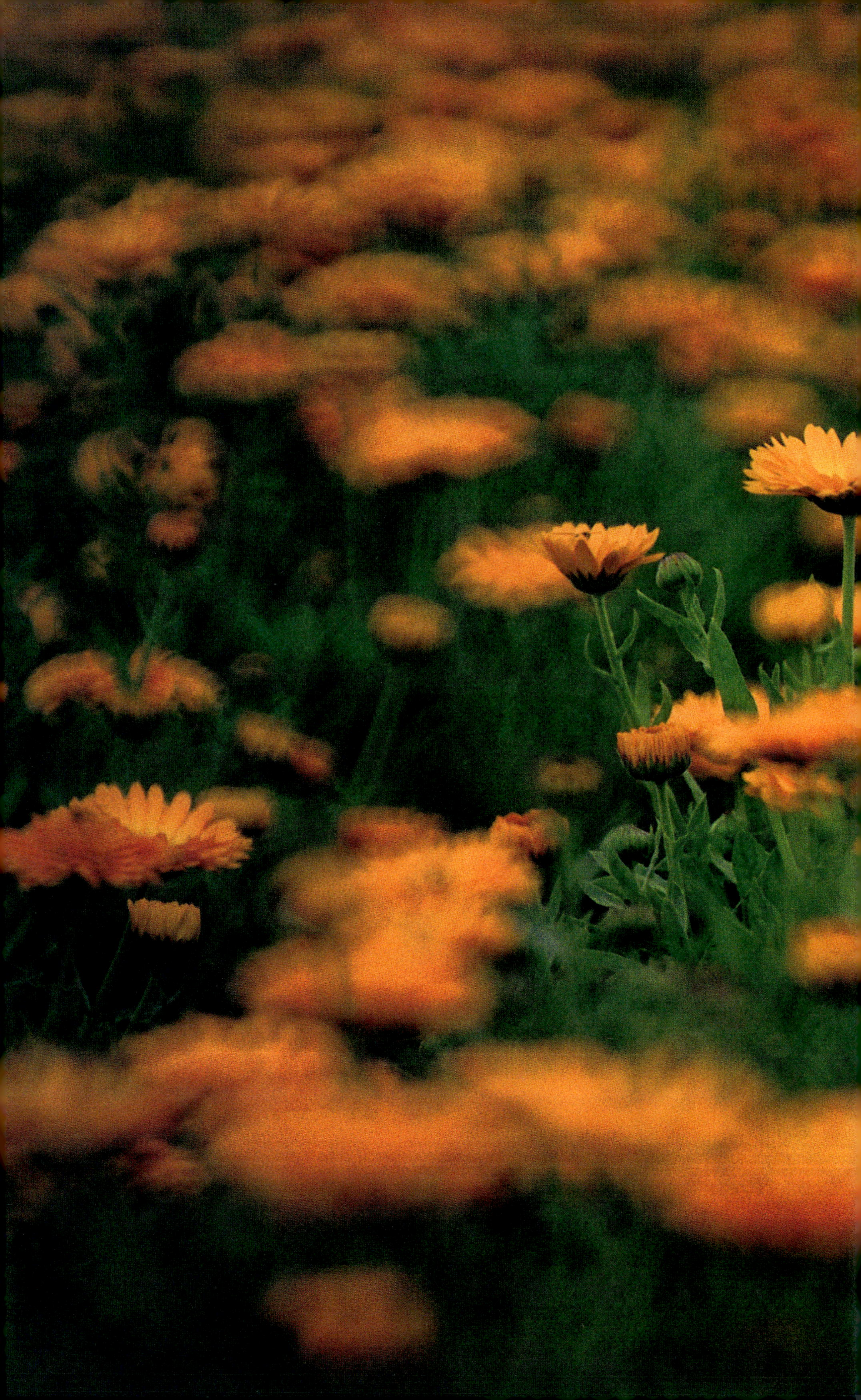

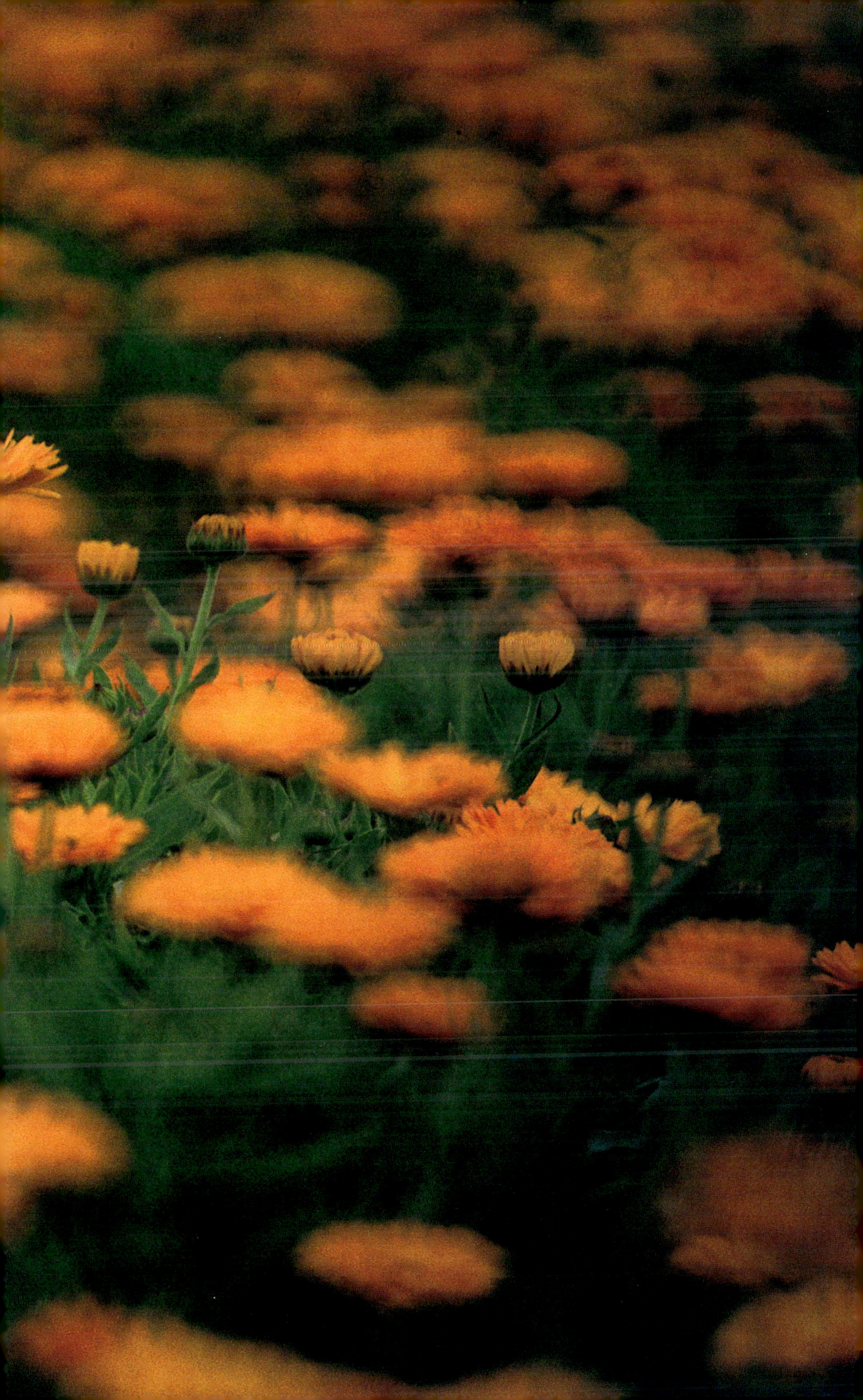

ökonomischer Erfahrung von Jahrmillionen – lehren die Pflanzensystematiker, die eine hierarchische Anordnung der Pflanzenfamilien vertreten.

Für mich spiegelt sich in dem klar spiralig geordneten Blütenrund die kosmische Ganzheit. Inmitten dieser höchsten Symmetrie, diesem goldrutenkleinen oder sonnenblumengroßen Mandalarund herrschen Gesetze der Ausstülpung und Hohlraumbildung, die alles zusammenfassen, was an Entwicklungsvarianten im Einzelfall im Pflanzenreich ausgeprägt ist. Bevor wir uns auf die Geistigkeit dieser höchsten Pflanzenstufe einschwingen, wollen wir festhalten, was augenscheinlich vorhanden.

Hightech im Pflanzenreich

In der Tat sieht es so aus, als hätten die Kompositen alles in ihrem Kopf: raumsparende Wohnkonzepte für eingeschlechtliche Blüten und Zwitterblüten, ausgetrickste Zeitpläne zur Verhütung der Selbstbestäubung, Hightech zur Luftnavigation bei der Frucht-und Samenverbreitung durch den Wind sowie zoologische Schleusersysteme zur erdnahen Ausbreitung durch Tiere. Bei den Dickköpfigsten quellen die Blütenkörbe über, zumindest ab Beginn der Fruchtreife. Flache Blütenteller wölben sich zu sphärischer Kugelgestalt und werden zur «Pusteblume» wie bei Arnika, Löwenzahn, Wiesen-Bocksbart. Andere verwirren die Botaniker durch Ausbildung verschieden gestalteter Früchte innerhalb eines Fruchtbechers, wie wir das bei Calendula eingehend studieren werden.

Dieses Phänomen der Heterokarpie ist eine Kuriosität, die aber bei Kompositen immer wieder in Erscheinung tritt.

Erderoberer

Korbblütler ist die offizielle deutsche Bezeichnung für diese Pflanzenpruppe, die mit ca 19.000 Arten alle Standorte der Erde erobert hat, die für Blütenpflanzen besiedelbar sind. Als Gemswurz-Kreuzkraut klettern Kompositen in den Alpen fast bis in die Gletscherregion, als Schopfbäume streben sie in ecuadorianische Andenhöhen, umschlingen als Mutisien im chilenischen Bergurwald junge Nothofagus-Büsche, streicheln mit Senecio-Samthaaren, haften als Kletten. Sie bevölkern die Arktis und die Tropen, Meeresküsten und Sümpfe, Wüstengebiete und nährstoffarme Sandböden, fruchtbare Schwarzerden, Ebenen und Hochgebirge.

Ihre größte Mannigfaltigkeit entwickelten die Korbblütler in Gebieten mit extremen Trockenperioden, im Mittelmeerraum, in Vorder-und Mittelasien sowie in Südafrika, wo der Ursprung des Stammes *Calenduleae* vermutet wird. Der Tribus *Calenduleae* der Röhrenblütigen umfasst neun Unterordnungen. Die Kap-Ringelblume, die bei uns immer häufiger als einjährige Sommerblume auftaucht, zählt sechs Arten. Diese Gattung *Dimorphotheca* ist für die Heilkunde ebenfalls interessant, da sich das Öl ihrer Früchte durch einen hohen Anteil an ungesättigten Fettsäuren auszeichnet und das cyanogene Glycosid Linamarin enthält, das wir von Hülsenfrüchten her kennen. Vor allem aber werden *Calendula pluvialis* und *sinuata,* die «Kapkörbchen», als reichblütige Sommerampel- und Balkonpflanzen geliebt.

Abb. 3: Die Klarheit der Blütenteller erhebt sich aus dem wuchernden Grün.

Eine so erdenweite Expansion setzt einen Variationsreichtum an Gestaltungskräften und Stoffwechselfunktionen voraus. Als «Biotechnik» der Pflan-

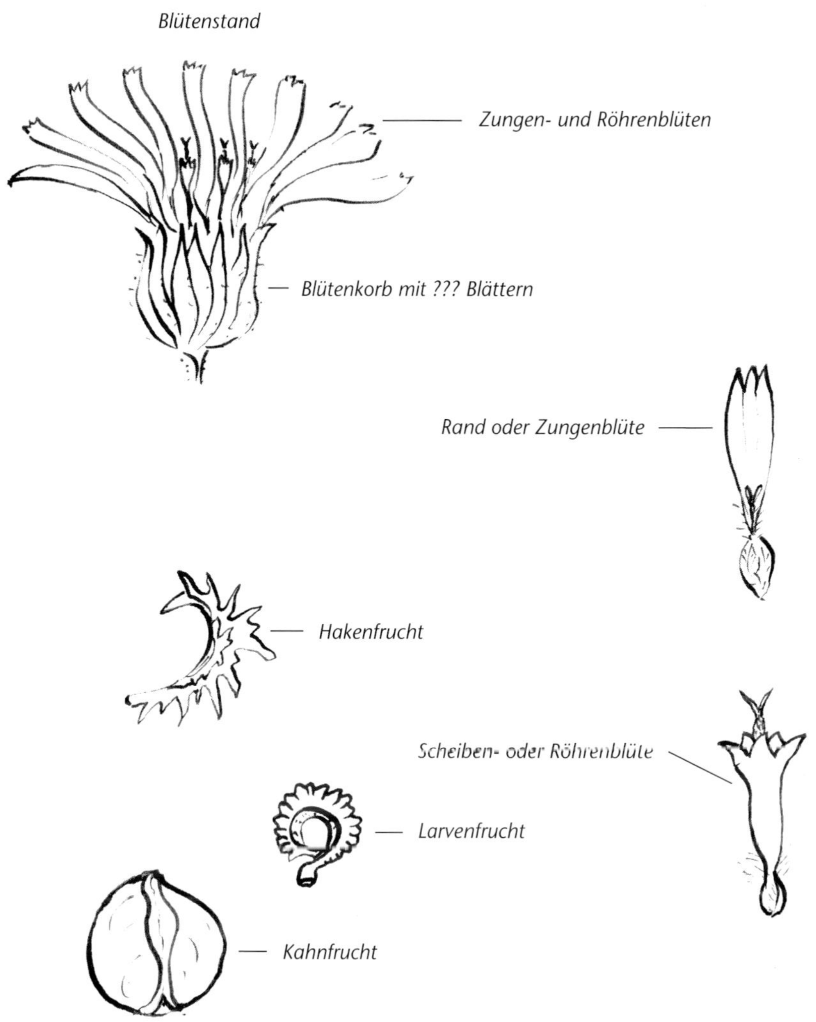

Abb. 4: Zeichnung einer Kompositenblüte und der drei heterokarpen Fruchtformen

zen bezeichnet M. Engel in seiner *Flora Magica* die außergewöhnliche Vielfalt der Formen und Verbreitungsmechanismen. Calendula und Arnica, unsere in der Volksmedizin außerordentlich geschätzten Heilpflanzen, gehören beide zu dieser hochentwickelten und ausdifferenzierten Gruppe der Korbblütler. Geschwisterliche Einheit, gepaart mit großer Verschiedenheit in Gestaltbildung und Stoffwechselabläufen spiegeln das weite Kompositenspektrum.

Ent-decken wir, welche Ideen in diesen Köpfen kreisen.

Abb. 5: Der mit Vitalität prall gefüllte Überraschungskorb.

Abb. 6: Krönung der Blütenentfaltung: Blütenstaub quillt aus den zentralen Röhrenblüten.

Abb. 7: Kaum ist die erste endständige Blüte entfaltet, drängen weitere Knospen nach.

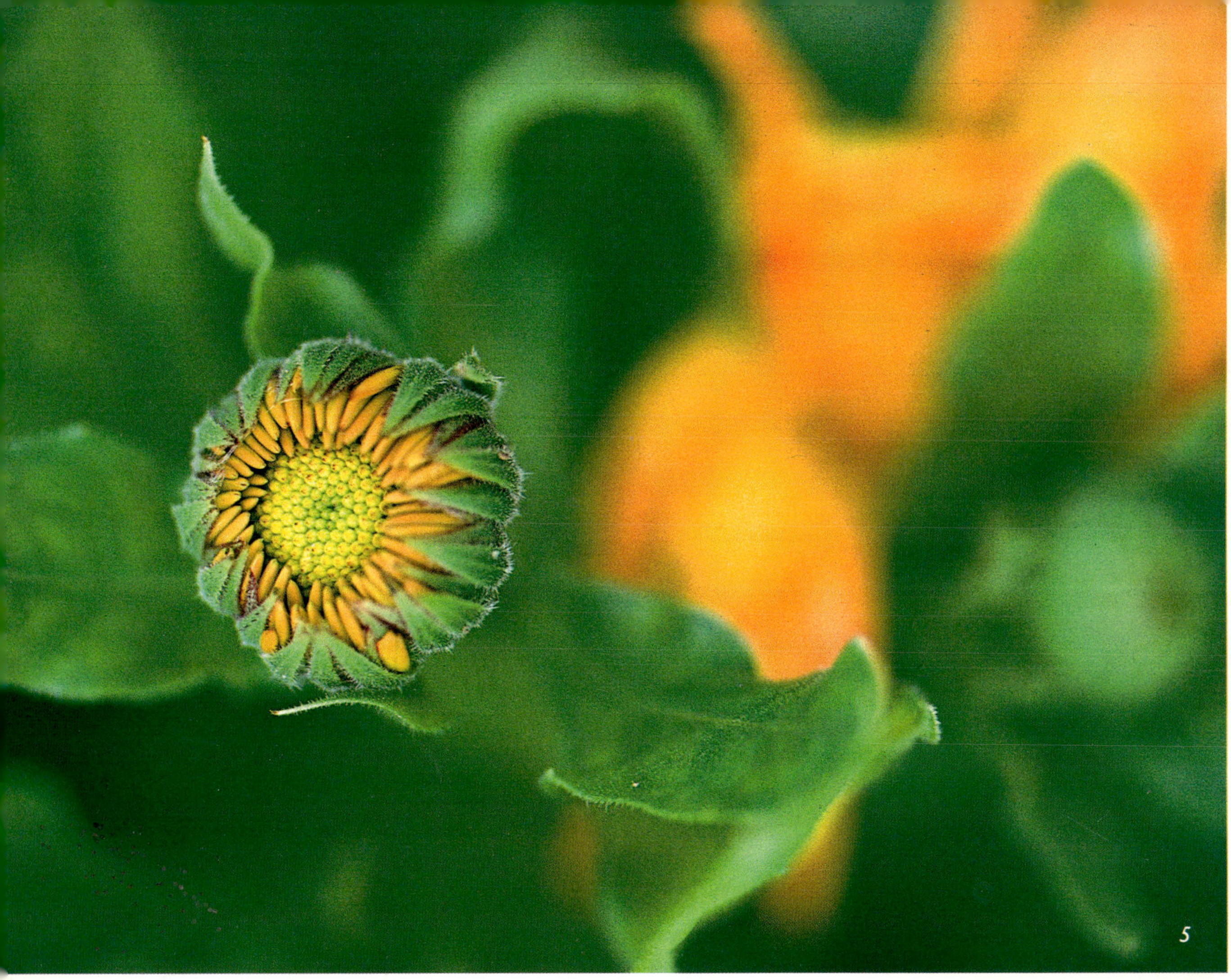

5

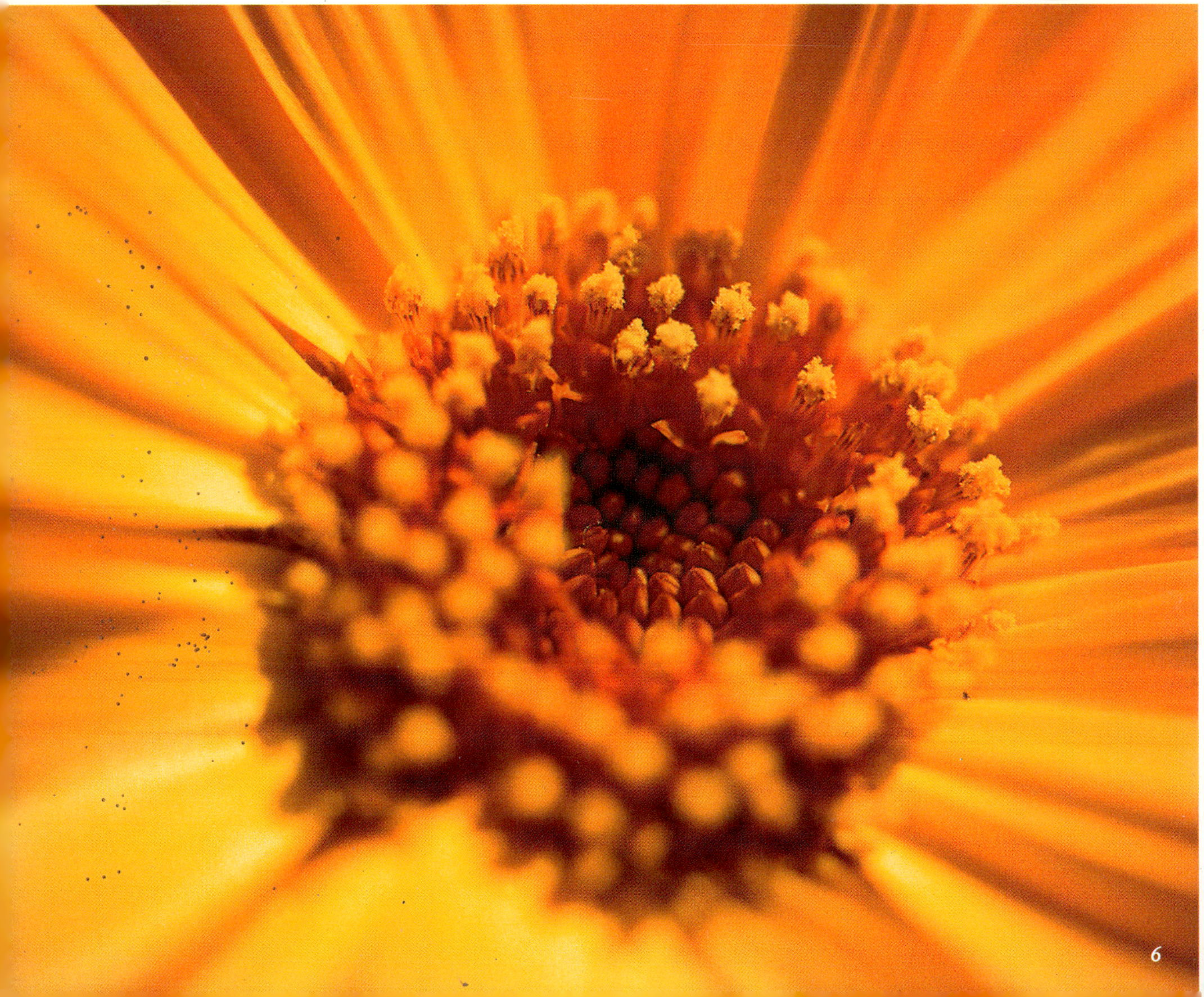

6

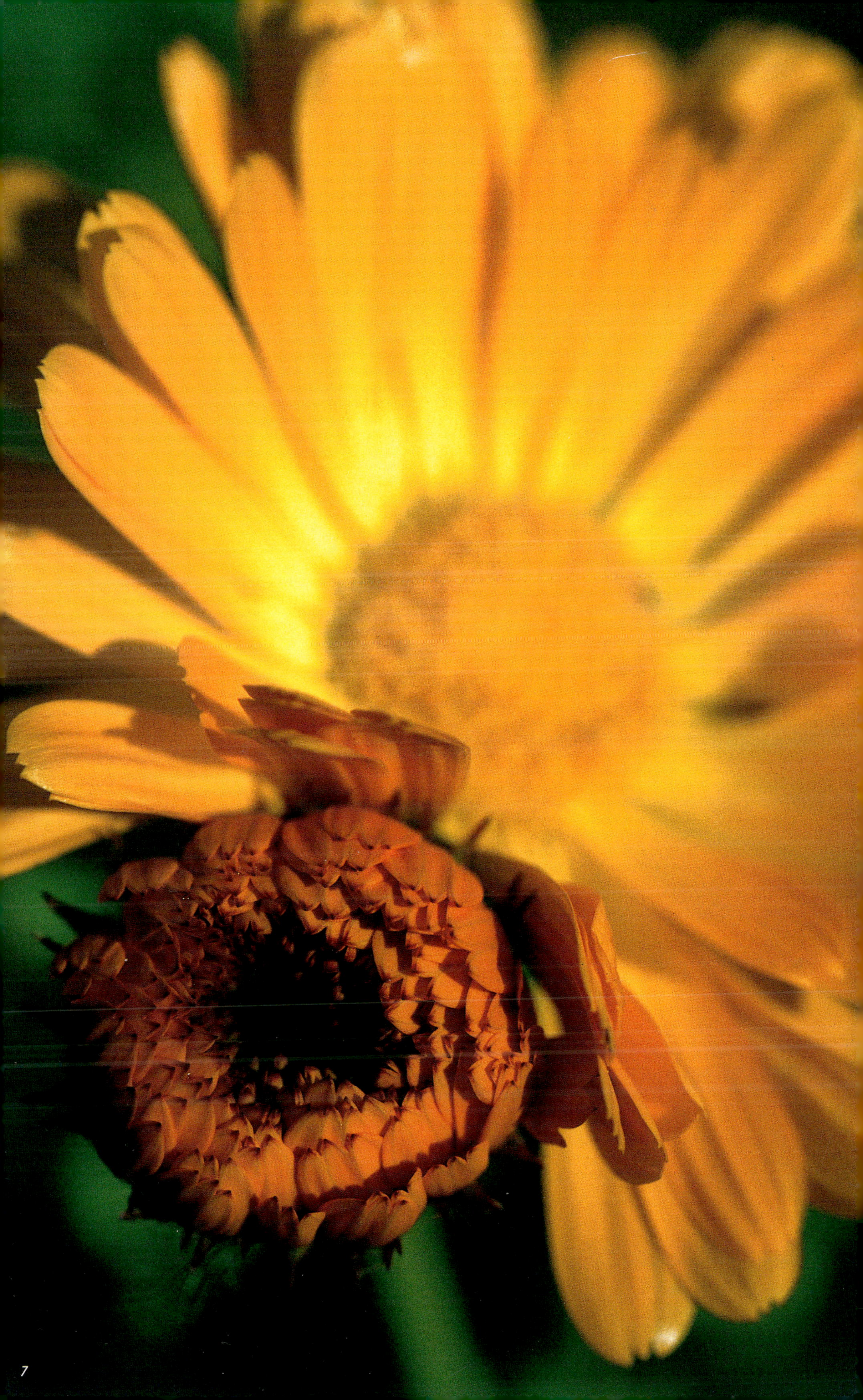

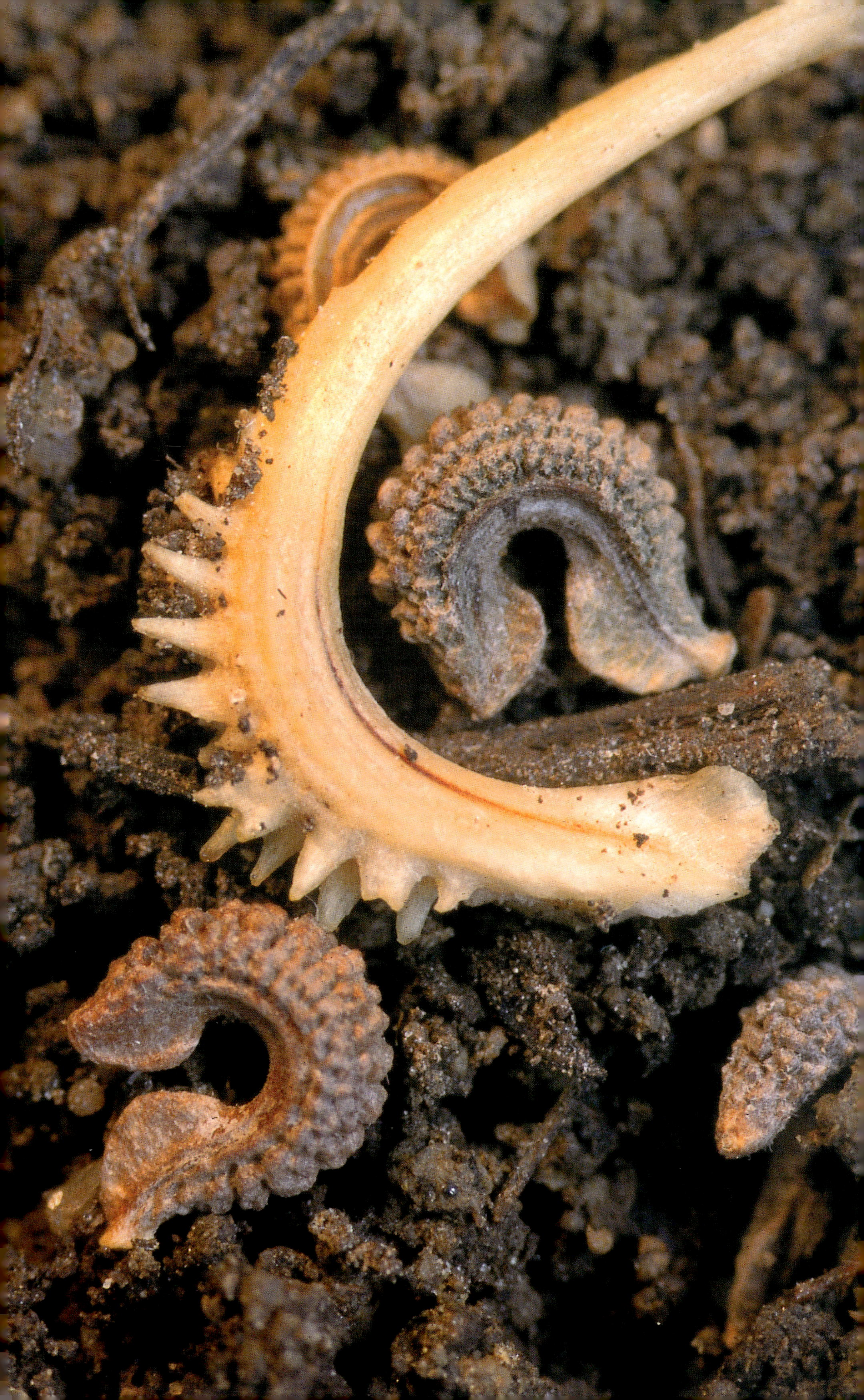

Calendula im Einjahreszyklus

Zeit in Wachsen, Aufblühen und Welken, Zeitlosigkeit im ruhenden Samen, Arithmetik und Architektur in der Bildung der Blütenkörbe, Gesten und Farben als Ausdruck der Pflanzenseele – in einem einzigen Jahr durchläuft die Ringelblume den großen Zyklus des Lebens zwischen Geburt und Tod.

*Schnäbel, Kähne, warzige Kringel • Rock 'n' Roll auf freiem Feld •
Das Kalenderchen wird zur Wucherblume • Ringelrose und Sonnenwirbel •
Reife – Krönung des Lebens • Erde zu Erde …*

Schnäbel, Kähne, warzige Kringel

Schnäbel, Kähne, warzige Kringel – das klingt nicht nach Botanik. Welcher Tierimpuls macht sich im Calendula-Blütenkorb breit, sobald das Sonnengesicht hinüberwelkt?

Pulsschlag der Zeit

Einjährige Pflanzen faszinieren mich. Bei ihnen pocht der Pulsschlag der Zeit vernehmlicher. Indem sie zyklisch Überschaubares aufzeigen, trösten sie, denn am Ende ihres Jahres steht nicht der Tod, sondern das neue Leben. Todesprozesse, d.h. Sterben, liegen stets dazwischen. Entwickeln und Reduzieren, Drängen und Retardieren lösen sich sichtbarer ab als bei immergrünen Stauden und Bäumen. So liegt im Drängen keine Hektik, sondern «Wissen» um Aktivphasen und Ruhe. Zeitliches Voranschreiten beim Keimen und Wachsen wird abgelöst von der Gleichzeitigkeit im Blühen und vereint in der integrierten Zeitlosigkeit der Frucht. Mineralisches, Pflanzliches, Tierisches werden ausgebreitet in der Entwicklung und zusammengezogen in der Frucht. Fruchtreife ist Grenzerfahrung, Grenzüberschreitung und Abgrenzung.

Der Same birgt – im schützenden Dunkel der Frucht – das Geheimnis von Zeit und Zeitlosigkeit, von Materie und Geist, von Raum und Leere, von Tod und Geburt zugleich.

Abb. 8: Im silikatgeschützten «Mantel» überdauern die Calendula-Samen auch Frostperioden.

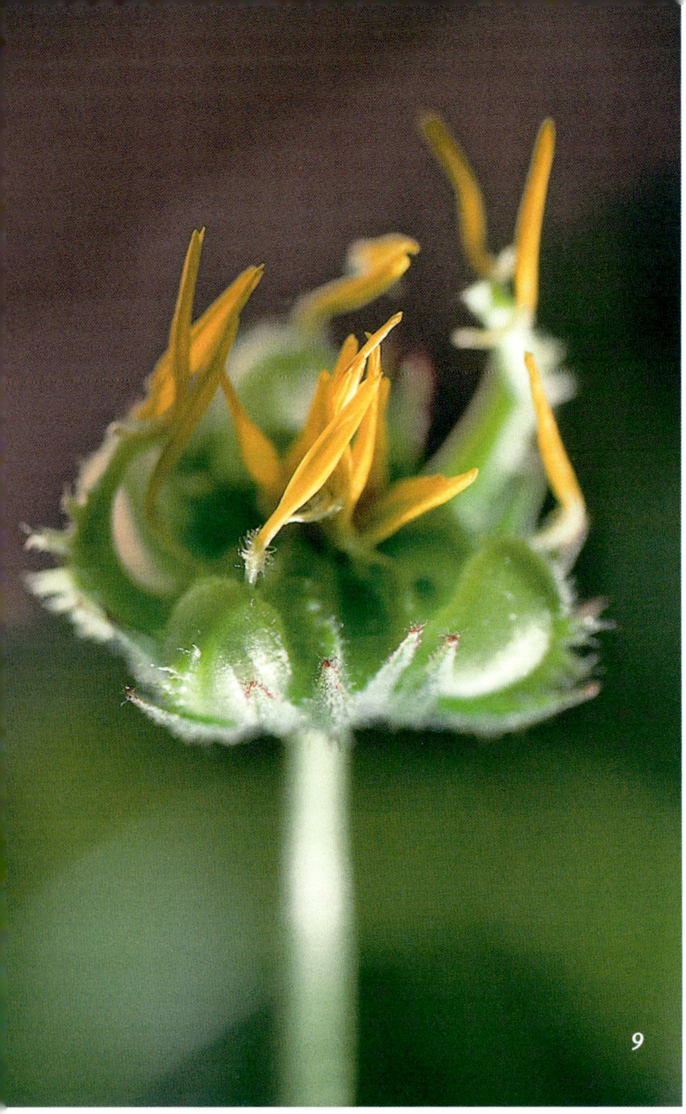
9

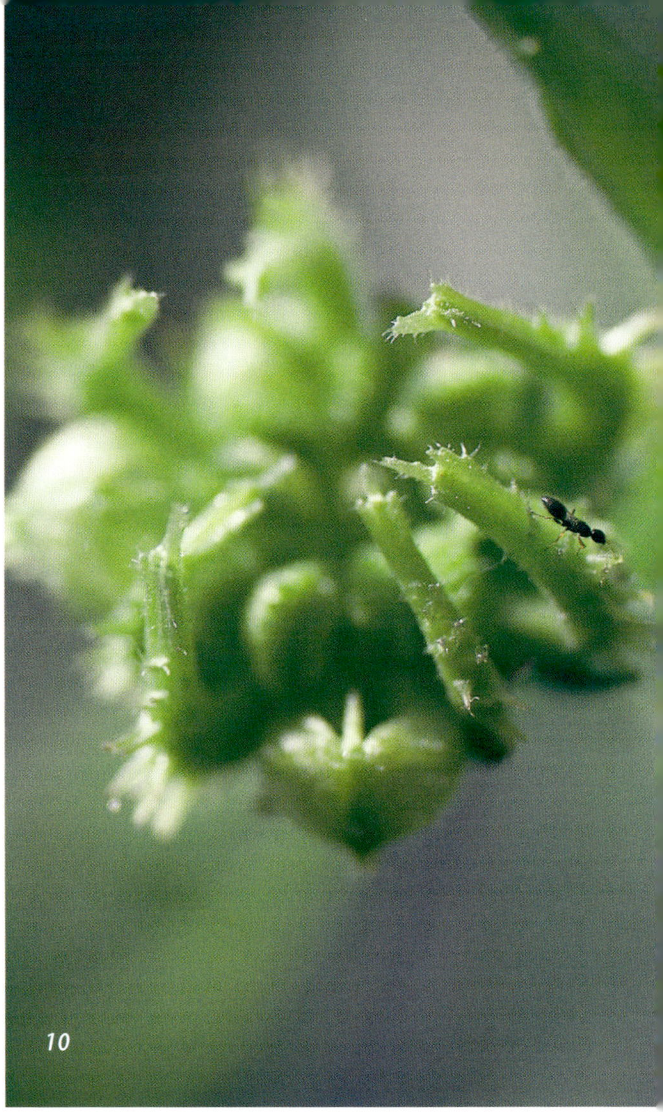
10

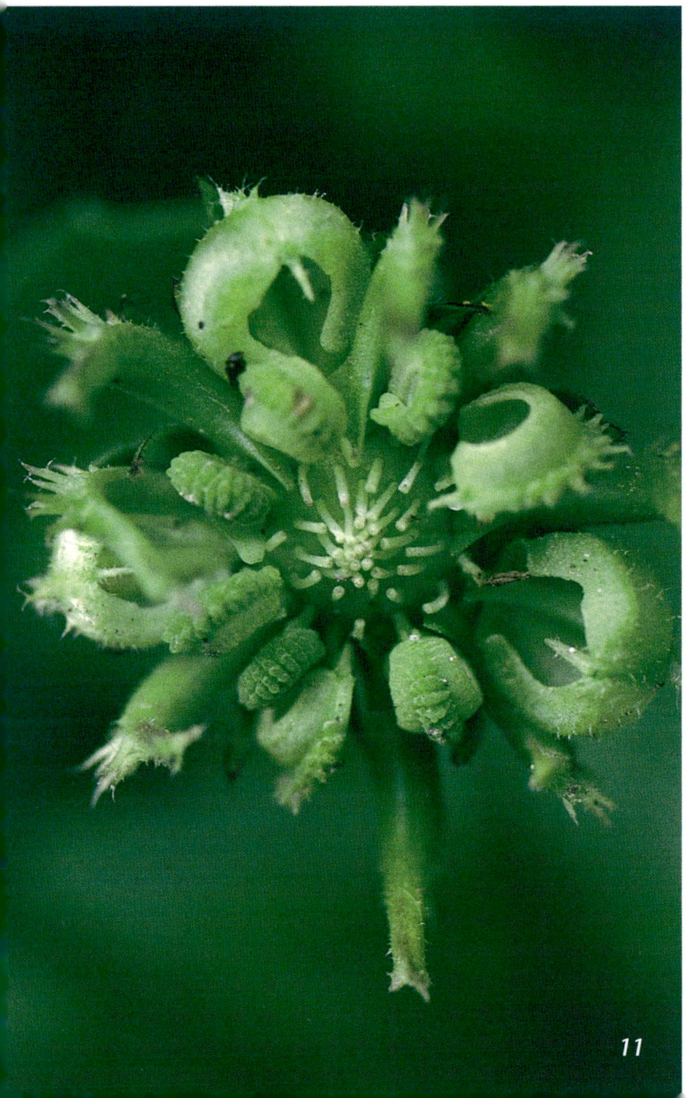
11

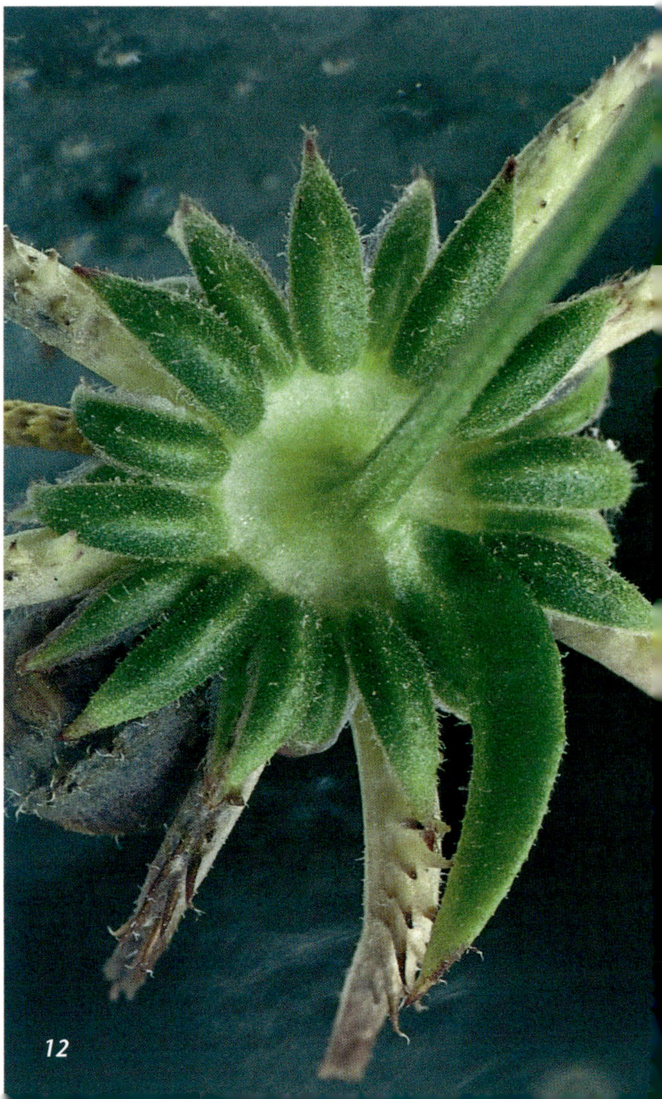
12

Die kleinste unserer Ringelblumen, *Calendula arvensis,* die bei uns selten gewordene, aber im Mittelmeerraum durchaus häufig anzutreffende Ackerringelblume, lässt uns den Prozess der Heterokarpie, d.h. der Entwicklung der verschiedenen Fruchtformen in einem einzigen Ringelblumenkörbchen in bewundernswerter Klarheit miterleben. Am dritten Tag nach dem Aufblühen des Körbchens beginnen die Zungen- und Röhrenblüten zu welken, und der Blütenboden weitet sich von Tag zu Tag, d.h. das Körbchen schwillt zum Mehrfachen seiner ursprünglichen Größe an, um das zu fassen, was seine Bestimmung ist : Raum und Nährboden zu sein für die geschlechtliche Vermehrung.

Heterokarpie

Während des Welkens der Röhren-oder Scheibenblüten tritt das Phänomen zutage, dass die papillöse Narbe nicht empfängnisfähig ist. Der kleine, verkümmerte Fruchtknoten enthält keine Samenanlagen, erzeugt also keinen Samen, sondern vertrocknet nebst der ganzen Scheibenblüte unmittelbar nach erfolgtem Ausstäuben. Die Mitte des Körbchens bleibt kahl. Den gesamten Raum nehmen die nun mit großer Geschwindigkeit sich entwickelnden Fruchtknoten der weiblichen Rand-oder Zungenblüten ein. Alle enthalten nach der Befruchtung keimfähige Samen. Eine zarte Samenschale bekleidet den dicken Embryo, bei dem mikroskopisch klein das nach unten gerichtete Würzelchen und die zwei dicken Keimblätter, die Kotyledonen, sichtbar sind. Ein besonderes Nährgewebe ist nicht vorhanden.

Fremd und weit entfernt von der Klarheit des Blütenrunds mutet an, was sich an Fruchtformen jetzt in vorgegebener Abfolge im Kompositenkörbchen entwickelt. Als ob die Arithmetik und Architektur der unterschiedlichsten Blütenpflanzen wieder auftauchen würden und auf die Vielgestalt der Ahnen hinweisen wollten, rollen und krümmen und entfalten sich die drei bis vier, manchmal fünf verschiedenen Fruchtformen auf dem Blütenboden der kleinen Ackerringelblume, und wir wollen die Fantasie nicht eingrenzen, ihnen sinnenhafte Namen zuzusprechen.

Der äußerste Zungenblütenkreis scheint den ersten Impuls zur Fruchtbildung und Verwandlung zu erhalten. Doch im Laufe des Reifeprozesses holen die innersten Larvenfrüchte an Geschwindigkeit auf und fallen zuerst aus. Noch im Blütenstadium beginnt der Reifungsprozess mit der Dehnung des Körbchens nach außen, und es sieht aus, als ob die Zungenblüten sich in die Mitte zurückziehen würden.

Hakig strecken und biegen sich dürre, doch noch grüne Finger aus den noch schützend umsäumenden Hüllblättern. Ihre Rücken gleichen unter der Lupe gehörnten Leguanen. Manche enden in spitzen Schnäbeln. Sie haften wie Kletten. Später werden wir bei der Blattbetrachtung sehen, wie gleichgestaltet die grünen Laubblätter alle Wachstumsphasen durchleben, vom Keimling bis zum Hüllblatt, das den Blütenboden nach außen schützend umgibt. Keine die Gestalt differenzierende Blattmetamorphose kündet von inneren Entwicklungsschritten. In dieser letzten Wachstumsphase, in der das Chlorophyll nochmals aktiv photosynthetisiert, tritt im Zeitraffertempo gleichsam

Abb. 9 – 12: Fruchtentwicklung bei Calendula arvensis. Erfolgt die Fruchtentwicklung zeitig im Jahr, keimen im Herbst neue Pflanzen und können bei günstiger Lage im Blattstadium den Winter überstehen.

Abb. 9: Noch haften einzelne Blütenblätter an den sich rundenden Früchten.

Abb. 10: Für Insekten gleicht der Früchtekorb einem Abenteuerspielplatz.

Abb. 11: Die Sterilität der zentralen Scheibenblüten hebt sich deutlich von dem doppelten Fruchtkorb ab.

Abb. 12: Der Blütenboden ist weit gespreizt, um die Fruchtfülle zu fassen.

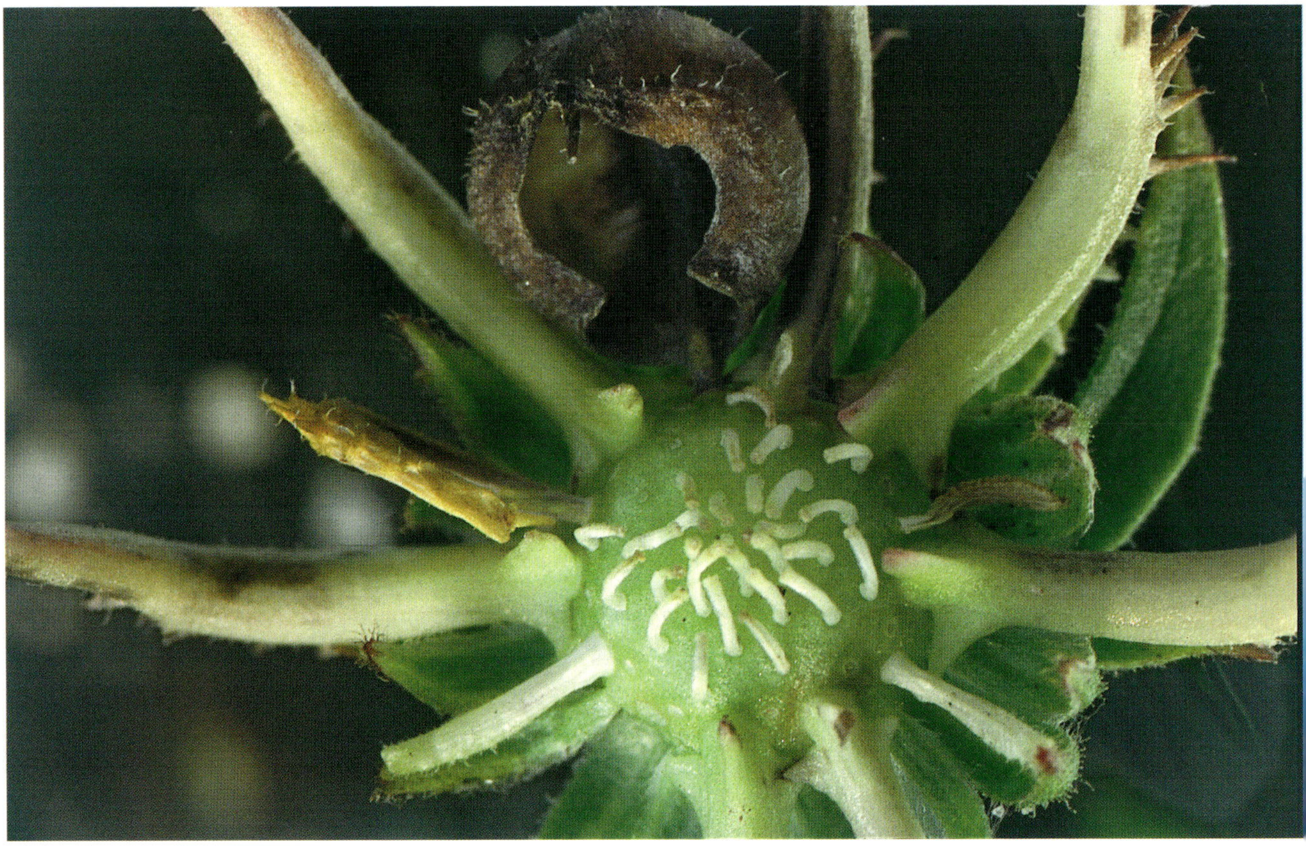

Abb. 13: Prozesse des Ein-, Aus- und Umstülpens begleiten die Fruchtentwicklung.

eine Laub-Fruchtblatt-Metamorphose auf, die zu seltsamen, sehr individuell wirkenden Ausstülpungen, Kiel-und Flügelbildungen des Samenmantels führt. Im unmittelbar darauf folgenden Abschnitt des Lebenszyklus, der Keimung, begegnen wir wieder den gleichförmig schlichten wie ein Ei ovalen Keimblättern. Könnte es sein, dass Calendula die Metamorphoseschritte, die sich bei den meisten Pflanzen während der Laubblattentwicklungsphase im sichtbaren Zeittempo kundtun, wie im Zeitraffer erleben und wirken lässt? Ist der Kompositen-Blütenkorb nicht nur ein in der Formgestalt «gestauchter» Spross, sondern findet auch eine «Stauchung» der Zeit, d.h. eine Raffung der Entwicklungschritte mit Ein-und Ausfalten statt?

Frucht-Skulpturen

Jede heranreifende Frucht gleicht einer von einem unsichtbaren Bildhauer mit großer Liebe und unerschöpflicher Fantasie erschaffenen, wuchtig-kantig behauenen Skulptur. Allerdings muss dieser Bildhauer die Wesensgrundstruktur von Calendula so genau kennen, dass er niemals den Calendula-Pfad verlässt.

Nach weiteren zwei Tagen machen sich drei bis vier Kähne breit, napfartig, bauchig und fast rundlich. Sie erinnern mich an die nussschalenartigen Corackles, die aus pechgetränktem Leder bestehenden Fischerboote der Steinzeitmenschen, die noch heute in Wales in den von höhligen Felsen durchsetzten Flüssen zum Lachsfang dienen. Ihr Name *corackle* leitet sich ab vom keltischen *curraghs.* In diesen ledernen Rundbooten erlebten die Druiden-Anwärter ihre Initiationsreise. Gefesselt übergab man sie Wind und Wellen, ihr glückliches Anlanden glich zweifelsohne einer Wiedergeburt. Diese leder-

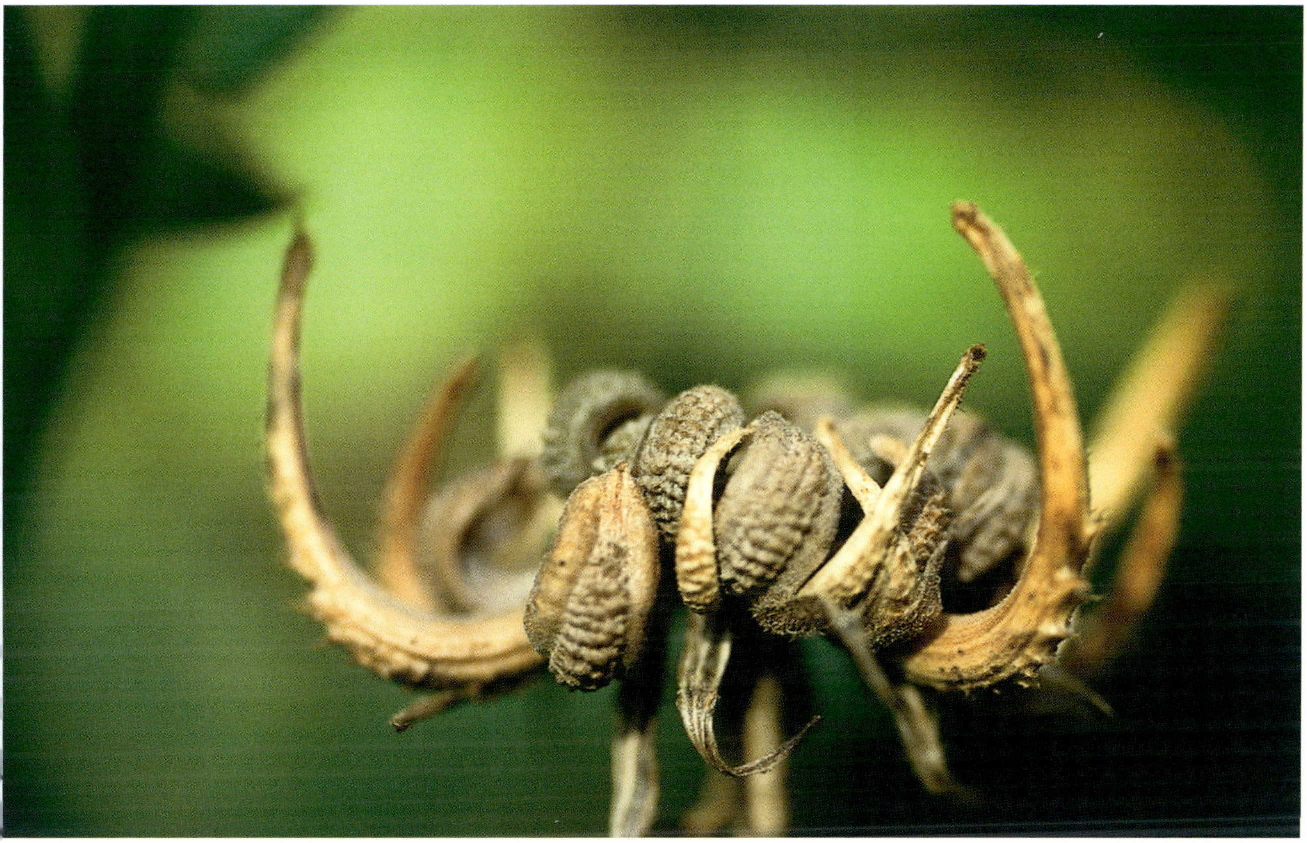

ne Rundhülle war eigentlich ein Uterus, die Gebärhülle für die spirituelle Geburt.

Abb. 14: Der «krönende» Abschluss des Jahreslaufs bei Calendula arvensis.

Gilt diese Vorstellung nicht auch für die Calendula? Ein Pflanzensamen besteht ja nicht nur aus Eiweißmolekülen, gespeicherten Fetten und Mineralien, sondern trägt die gesamte geistige Information des zukünftigen Pflanzenwesens in sich. Er ist schon die materialisierte Vorstufe der Idee der Pflanze, und diese ist ohne Frage gleichen göttlichen Ursprungs wie der Mensch.

Wo aber ist der Same versteckt? Ist auch er gleichsam an den Kahn, die Frucht, gefesselt? Er bildet eine Art Rückgrat innerhalb der Frucht und ist zu entdecken, wenn wir die kleinen Kähne zum Trocknen umgekehrt in die Sonne legen, so wie dies auch Fischer mit ihren Booten tun. Doch im Gegensatz zu den Corackles gleichen die Calendula-Kähne eher Miniatur-Kinderbettchen, Miniatur-Wiegen; sie strahlen eine innige Geborgenheit aus.

Abenteuer-Spielplätze für allerlei Insekten

Mit wiederum zeitlicher Verzögerung von zwei bis drei Tagen sehen wir auf dem inzwischen um das Dreifache erweiterten einstigen Blütengrund larvenartig narbige Winzlinge sich ringeln. Auch Mischformen wie geflügelte Schnäbel oder narbige Kähne treten als so genannte Täuschfrüchte in den verbliebenen Lücken des Blütengrundes auf. Für Ameisen, Käfer, Läuse und was sich sonst an Kleinstlebewesen durch die Zacken, Schluchten, Tore und Tunnel bewegt, ist der Calendula-Fruchtkorb ein Abenteuer-Spielplatz!

Spiraldynamik

Während sich in den Hakenfrüchten die eingeschlossene Kieselsäure knochenskelettartig ausprägt und das Bild des Ringelns gegenüber einem leichten Gebogensein zurücktritt, setzt sich in den Larvenfrüchten das Element

Beweglichkeit bis in die starre Winterform hinein sichtbar durch und lässt die ausgefallenen Früchte erscheinen, als ob sie auf der Erde instinkthaft kriechen würden. So ist noch in der verinnerlichten und stark verdichteten Gestalt dieser Angiospermenfrucht während der Phase der Ruheenergie die der Ringula eigene Spiraldynamik wahrnehmbar.

Erdenschwere

Was aber bedeutet diese Vielfalt an Fruchtformen für Calendula selbst? Bedenken wir noch einmal, dass Calendula zur gleichen Kompositengruppe zählt wie der Löwenzahn mit seinen federleichten Flug-und Fallschirmfrüchten, die nachweislich durch den Wind bis zu 16 Kilometer weit getragen werden, so lässt sich eine deutliche Erdenschwere bei Calendula nicht verleugnen. In den Blättern werden wir einen eher schweren, harzigen Duft finden, auch die Blüte lastet schwer auf dem Spross; tief in die Erde strebt eine starke Pfahlwurzel, die Mineralisierung lässt den verwelkten Spross über der Erde erstarren. Aber es gibt ja in der Natur, wie wir sehen werden, die verschiedensten Transportwege für Samen, auch den Bodentransport für besonders schwere Güter. Da heben die ausdifferenzierten Gestaltformen der Calendula-Früchte trotz ihrer Erdverbundenheit jegliche Schwerfälligkeit auf.

Transportmittel

Den von Widerhaken strotzenden Krummsäbeln fällt es leicht, sich im Fell einer Feldmaus festzukrallen, zwischen die Stacheln eines Igels zu schlüpfen, sich an das Gefieder eines Vogels zu heften oder auf dem Rücken eines Hasen oder Marders davonzueilen, um eine größere Wegstrecke zurückzulegen. Die Hakenfrüchte sind gleichzeitig Häkelfrüchte. Wo immer sie dann von ihren Transporteuren abgeschüttelt werden, haften sie an Erdschollen, verzahnen sich in den feinen Krumen – und schon haben sie einen neuen Standort gefunden.

Die Gestik des Anhaftens kulminiert in den Calendula-Früchten, ist aber in jeder Lebensphase ausgeprägt, wie wir bei der anschließenden Betrachtung des Blattkleides, des Sprossbereiches und der Blüte erfahren werden.

Kähne, Näpfe und Beflügelte reisen noch variabler. Ein kräftiger Sommerwind kann schon mal den geflügelten Täuschfrüchten unter die Arme greifen, wenn sie nur noch locker dem Blütenboden aufliegen; ja selbst die Kähne und Näpfe lassen sich hochwirbeln. Verwandelt gar ein heftiger Gewitterregen die Ackerfurche in kleine Rinnsale, lassen sich die Kähne dahintreiben, ohne nach dem Zielhafen zu fragen. Wiegen schaukeln im Wind.

Noch immer rätselt die Wissenschaft über die Verbreitung der winzigen, warzigen Kringelfrüchte, den eigentlichen Ringelchen, die der Pflanze den gebräuchlichsten deutschen Namen gegeben haben.

Eine ungelöste Frage …

Wenn wir beobachten, wie Ameisen oft das Vielfache ihres Eigengewichtes über größere Strecken hinweg transportieren, um sich eine Delikatesse nicht entgehen zu lassen oder einen nützlichen Baustein für ihre Burganlage zu ergattern, wäre es durchaus denkbar, dass Ameisen die kleinen Ringelfrüchte weitertragen. Doch Ameisen gehören nicht zur Riege der Ehrenamtlichen. Für Transportdienste erwarten sie ihren Anteil. Ihre Leibspeise sind Elaiosome, farblich und geschmacklich deutlich von der eigentlichen Frucht abgehobene An-

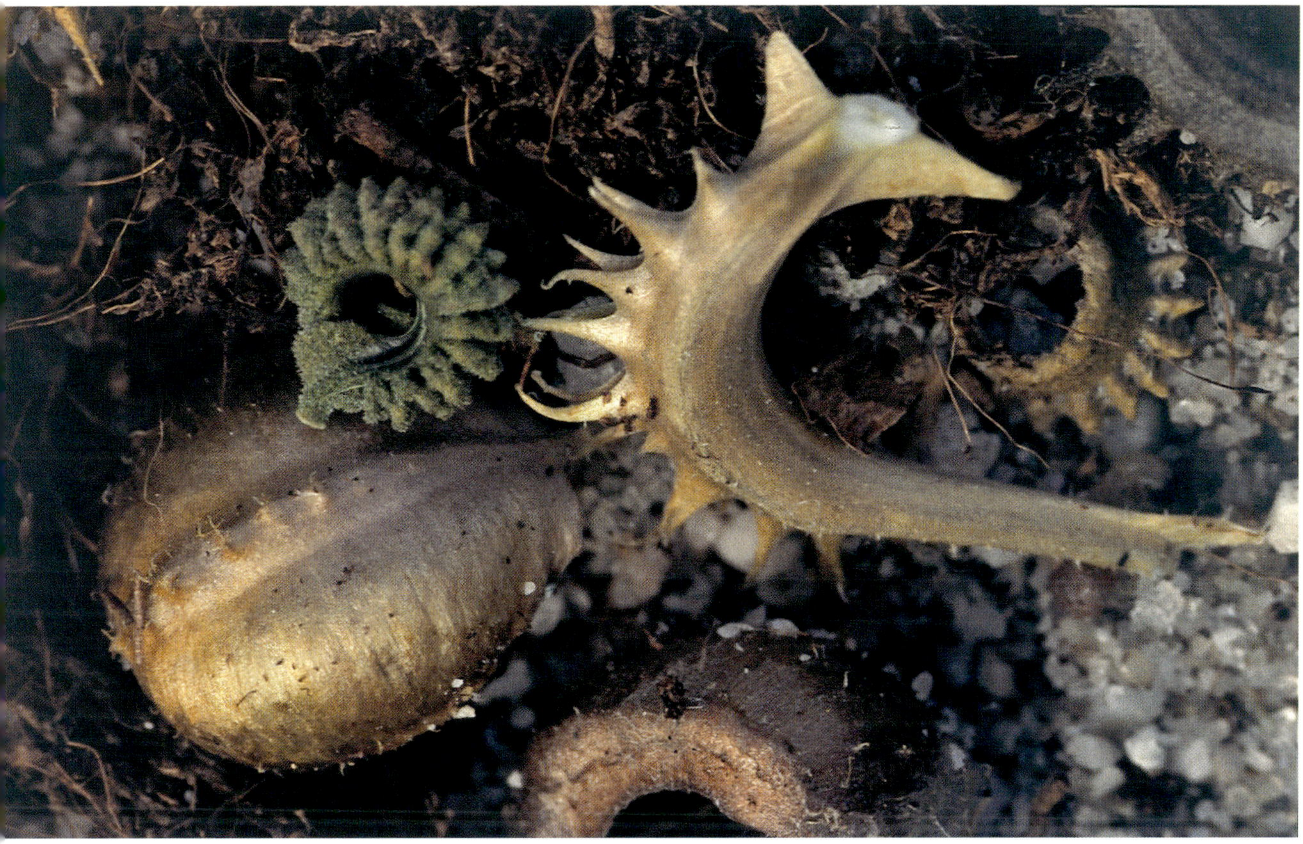

hängsel von der energetischen Qualität eines Müsliriegels, wie sie zum Beispiel die Früchte von *Viola tricolor* tragen, d.h. fette Öle und nahrhafte Eiweißspeise. Nun fehlt den Ringelfrüchten der Calendula dieses Elaiosom. Wer bewegt also die Larvenfrüchte von Ort zu Ort? Oder bleiben sie einfach liegen?

Abb. 15: Als sei jede Frucht das Werk eines plastizierenden Künstlers – so muten die Früchte von Calendula arvensis an.

Dies sind nicht die einzigen Fragen, die die schlichte Ringelblume mit Hilfe ihres bunten Calendula-Früchtekorbes der Wissenschaft auftischt. Ich weiß nicht, wieviele Wetten unter Botanikern schon darüber abgeschlossen wurden, dass die verschiedenen Früchte auch unterschiedliche Keimungseigenschaften haben, ja sogar differenzierte Keimlingsformen hervorbringen. Alle Experimente schlugen fehl, die nachzuweisen versuchten, dass aus den größten, den Haken-und Klettfrüchten, die frühesten und größten Keimlinge sich entwickelten und die mühsame Art, eine stark geringelte Larvenfrucht zu verlassen, mehr Zeit erfordern würde oder dass Letztere gar kleinere Pflanzen hervorbringen würde. Nach dem Botaniker Becker, der 1913 wiederum den berühmten Hegi zitierte, sind die Keimlinge der Larvenfrüchte die kleinsten und keimen zuerst. Doch weder der Agrarwissenschaftler Heeger noch eigene Versuche können dies bestätigen.

... und fehlgeschlagene Experimente

Wieder einmal sehen wir, dass Fruchtreife und Keimung trotz aller wissenschaftlichen Apparatetechnik zu den unentschlüsselten Geheimnissen des Lebens gehören.

Ein rechter Dickkopf!

So faszinierend die verschieden gestaltete Struktur der einzelnen Früchte für den Betrachter ist und so «sinnvoll und intelligent» dieses Ausbreitungssystem anmutet, so stark ist die Herausforderung an den Konstrukteur einer

Calendula-Sämaschine, die der Heilpflanzenanbau im großen Maßstab erforderlich macht. Nach welcher Fruchtform, nach welcher Samenhüllengröße soll die Dosierdüse ausgerichtet sein? Selbst bei einem mittleren Düsendurchmesser verhaken sich die Klettfrüchte oftmals mit den Näpfen und Kringeln der Larvenfrüchte, vor allem an Tagen mit höherer Luftfeuchtigkeit. Der maschinelle Sävorgang muss dann immer wieder unterbrochen werden, um das Geknäuel der nach außen drängenden Früchtchen zu entwirren.

Irgendwie lässt sich Calendula mit ihrer Eigenwilligkeit schlecht in unsere künstlichen Anbau-Systeme zwängen. Auch dies ist für mich ein Ausdruck ihrer Urkraft und ihrer heilbringenden Gabe.

Begnügen wir uns also zunächst mit dem Staunen über das Schauspiel, das uns das Keimen bietet.

Rock 'n' Roll auf freiem Feld

Vegetative Vermehrung

Konnte ich meinen Augen trauen? An einem von Maientau durchtränkten Morgen strahlten mir auf meiner Wanderung durch die biologisch-dynamischen Anbaugebiete der Weleda AG in Italien dunkelorange-farbene Calendulablüten entgegen, deren Sprosse sich an braunschwarze Skelette anschmiegten. Auch bei näherem und kritischem Studium dieser Situation – es war vegetative Vermehrung der uns als einjährig vertrauten Pflanze, d.h. sie hatte nochmals aus den Reserven ihres alten Wurzelstockes Kraft geschöpft. Nach dem Phänomen befragt, erklärte mir Simon van Hilten, der in Holland geborene Heilpflanzen-Liebhaber und Kultivator auf Rocca dei fiori im Apennin, für den die Eigengesetzmäßigkeit der Pflanze oberste Priorität hat, dass es auf den geschützten Höhen des Apennin durchaus frostarme Winter mit viel Regen geben kann, die bei Calendula ein vegetatives Fortsetzen der Lebenskräfte ermöglichen. Dies wiederum ist für mich ein Zeichen für die Freiheit, mit der die Ringelblume ihre eigene Gesetzmäßigkeit der Einjährigkeit mit dem Ausgerichtetsein auf Vermehrung durch Samen durchbricht und sich mit südländischer Leichtigkeit durchs Leben ringelt.

Kehren wir über die Alpen nach Norden zurück auf dem Weg, den Calendula einst, vielleicht erst in der Frühzeit des Mittelalters, genommen hat, um ihre Heilkraft auch in nördlichen Breiten liebevoll zu entfalten.

Im ehemaligen Stauferland, am Fuße der Kaiserberge Hohenstaufen, Rechberg und Stuifen breiten sich auf Keuper und Schwarzjura fruchtbare Felder aus. Auf den Anhöhen um Schwäbisch Gmünd, abseits der Hauptverkehrsadern des Remstales und eingebettet zwischen Tannen/Fichten- und lichten Laubwäldern, gedeihen in der – nach den Anforderungen des Biologisch-dynamischen Pflanzenanbaus gehegten – Erde Kräuter, Stauden, Sträucher und Bäume, deren Inhaltsstoffe die Grundlage der Weleda-Heilmittel und Körperpflegeprodukte bilden.

Abb. 16: Voll Lebensfreude entringelt sich der Keimling aus dem Fruchtmantel.

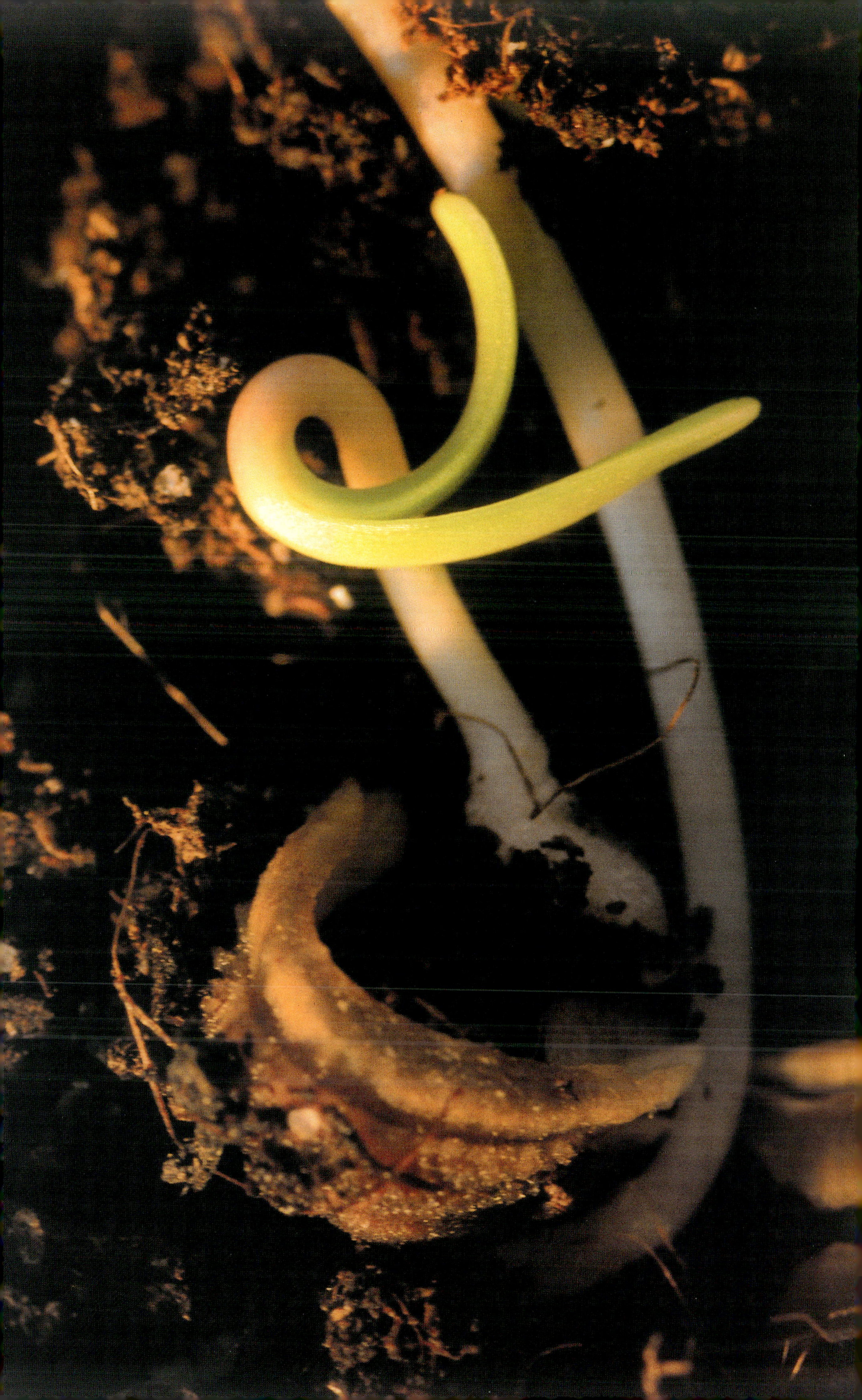

Calendula-Felder

Das Calendula-Feld zieht erst ab Johanni mit den weithin leuchtenden Blütenkörben Kinder und Erwachsene in seinen Bann, vor allem in der frühen Morgensonne oder kurz vor dem Erlöschen des Tageslichtes, wenn das streifende Licht das Goldorange ein letztes Mal zum Aufflammen bringt und uns einlädt, in die Alchemie des Sulfurprozesses einzutauchen.

Für mich ist die aufregendste Zeit im Mai, wenn in den ersten lauen Nächten der volle Mond die wässrigen Kräfte aktiviert.

Rock 'n' Roll auf freiem Feld, haben Sie das schon einmal eine Nacht lang getanzt? Ich frage nicht, ob Sie in plateausohligen Turnschuhen oder High heels ein Open air Festival mitgerockt haben, sondern ob Sie das unnachahmliche Gefühl von gebündelter Kraft kennen, die Erdenschwere zu überwinden, indem Sie im frühlingsregen-schweren, zäh-glitschigen Mergelacker ein leichtfüßiges, nacktes Tanzbein schwingen?

Keimgeschehen

Wenn Sie wissen möchten, welche Kräfte ein Calendula-Keimling entfachen muss, um sich rollend, ruckend, dehnend, zuckend, windend, schnellend, wendend, schlüpfend nach regenschwangeren Frühlingsnächten von der Fruchtschale zu befreien und sich einem Maimorgen entgegenzuringeln und die Erde zu durchstoßen, sollten Sie sich diesen Selbstversuch nicht entgehen lassen.

Calendula ist eine Dunkelkeimerin, d.h. die eigentliche Transsubstantiation findet tief im Verborgenen der Erde statt. Doch wartet sie auf ein Sonnenzeichen, das die Erdoberfläche durchdringt, ein Zeichen, das auf ihre ursprüngliche Heimat in mittelmeerwarmen Regionen zurück verweist.

Im Bauerngarten nördlich der Alpen dauert es meistens bis Mai, bis die Stunde des Stoff-Wechsels naht. Haben die Sonnenstunden zugenommen und bleibt die Bodentemperatur auch nachts über dem Gefrierpunkt, wird innerhalb von vierundzwanzig Stunden die isolierende Winterschicht gesprengt und werden sofort Wurzel und Keimling polar ausgerichtet, als Antwort der Calendula auf die Licht-und Schwerekräfte.

Zielgerichtet bohrt sich die Wurzelspitze in die Feuchtigkeit und gleichzeitig Nahrung spendende Erde. Dieser positive Geotropismus prägt sich konsequent weiter aus und führt bei Calendula schließlich zu einer kräftigen Pfahlwurzel mit unterirdisch wuchernder Verzweigung der haarfeinen Saug-und Seitenwurzeln. Auffallend ist die extrem starke Behaarung der etwa 1 cm langen Wurzel. Das Calendula-Charakteristikum «Haftung und Verzweigung» setzt sich zunächst unterirdisch durch und bildet somit die Basis für oberirdische Strukturen und Prozesse.

Abb. 17: An den ersten Folgeblättern erstrahlen im Gegenlicht die mit harzig duftendem Öl gefüllten Drüsenköpfchen.

Abb. 18a und b: Rock 'n' roll auf freiem Feld.

Welche Kräfte sind erforderlich, um die knochenharte silikathaltige Fruchtschale zu durchbrechen? Welche Kräfte entfalten zwei Keimblätter, um in die feste Erde Gräben, Aufbrüche, Krater zu sprengen? Die Spiralbewegungen, mit denen die Keimlinge ans Licht drängen, künden von geballter Energie. Mitunter scheint es, als ob sie emporschnellen und ihr Samenmäntelchen zum Gruße schwenken würden. An anderen Stellen regen sich die Behäbigen und schaufeln mit ihren Keimblättern die Erde gemächlich weg wie ihre

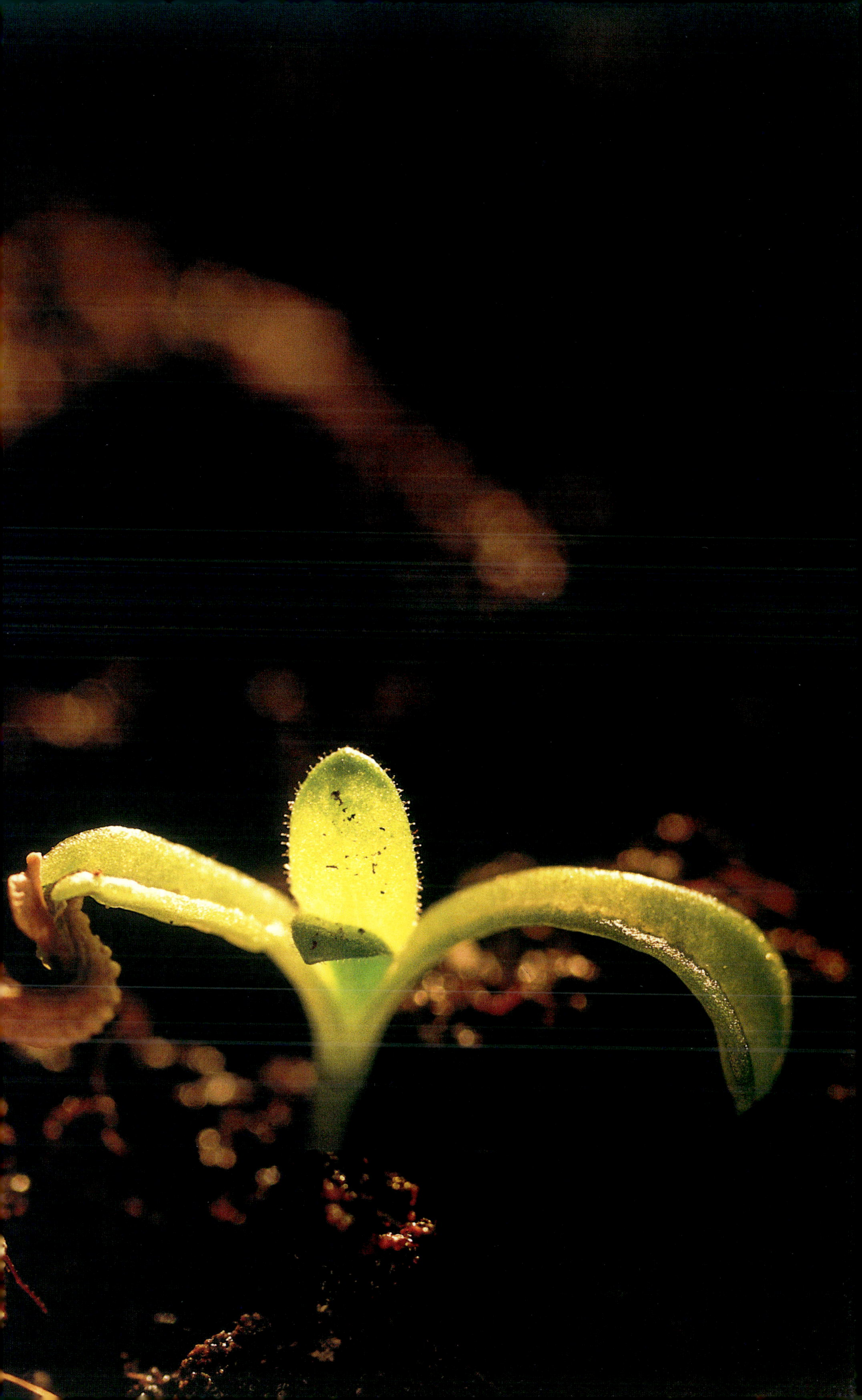

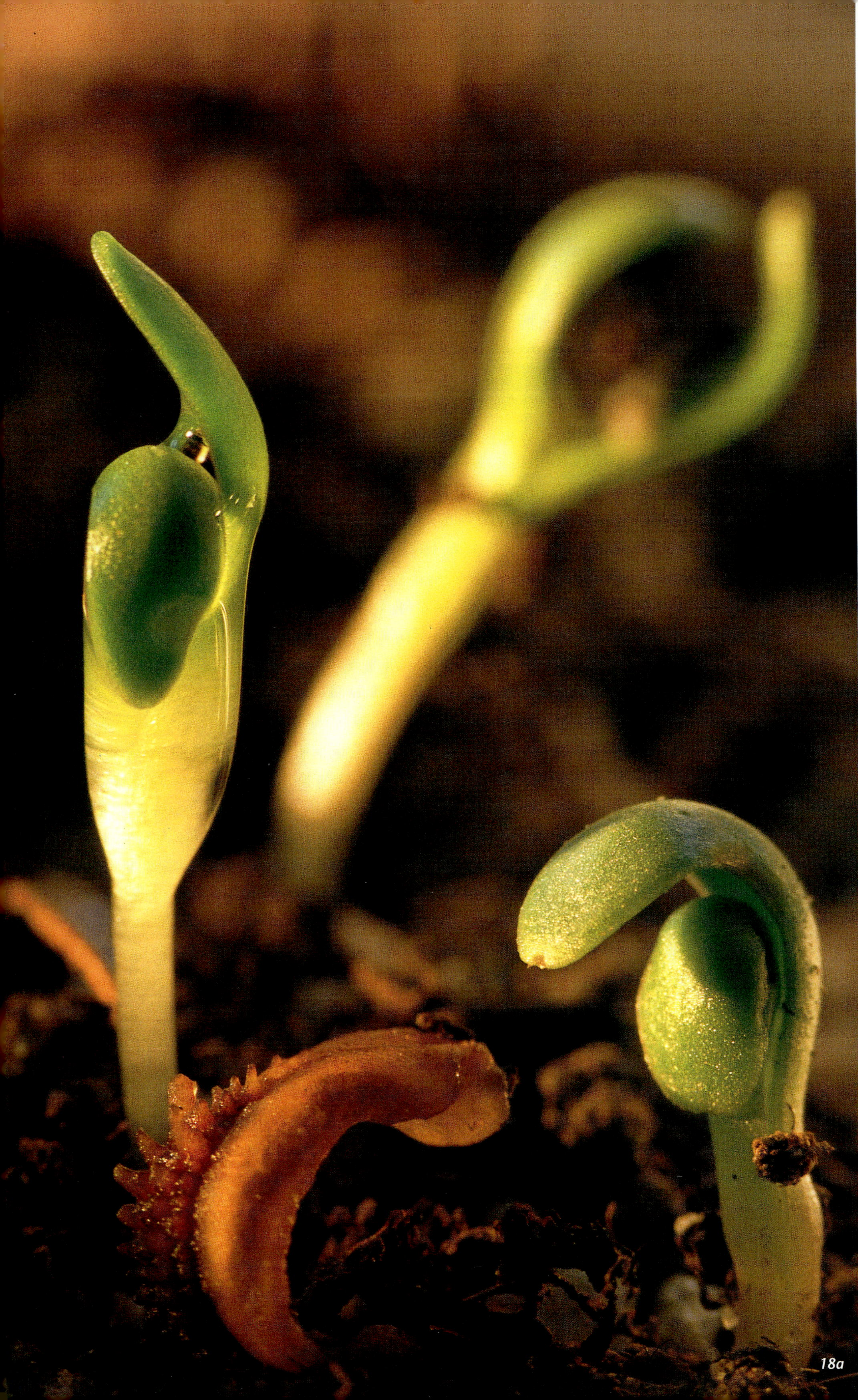
18a

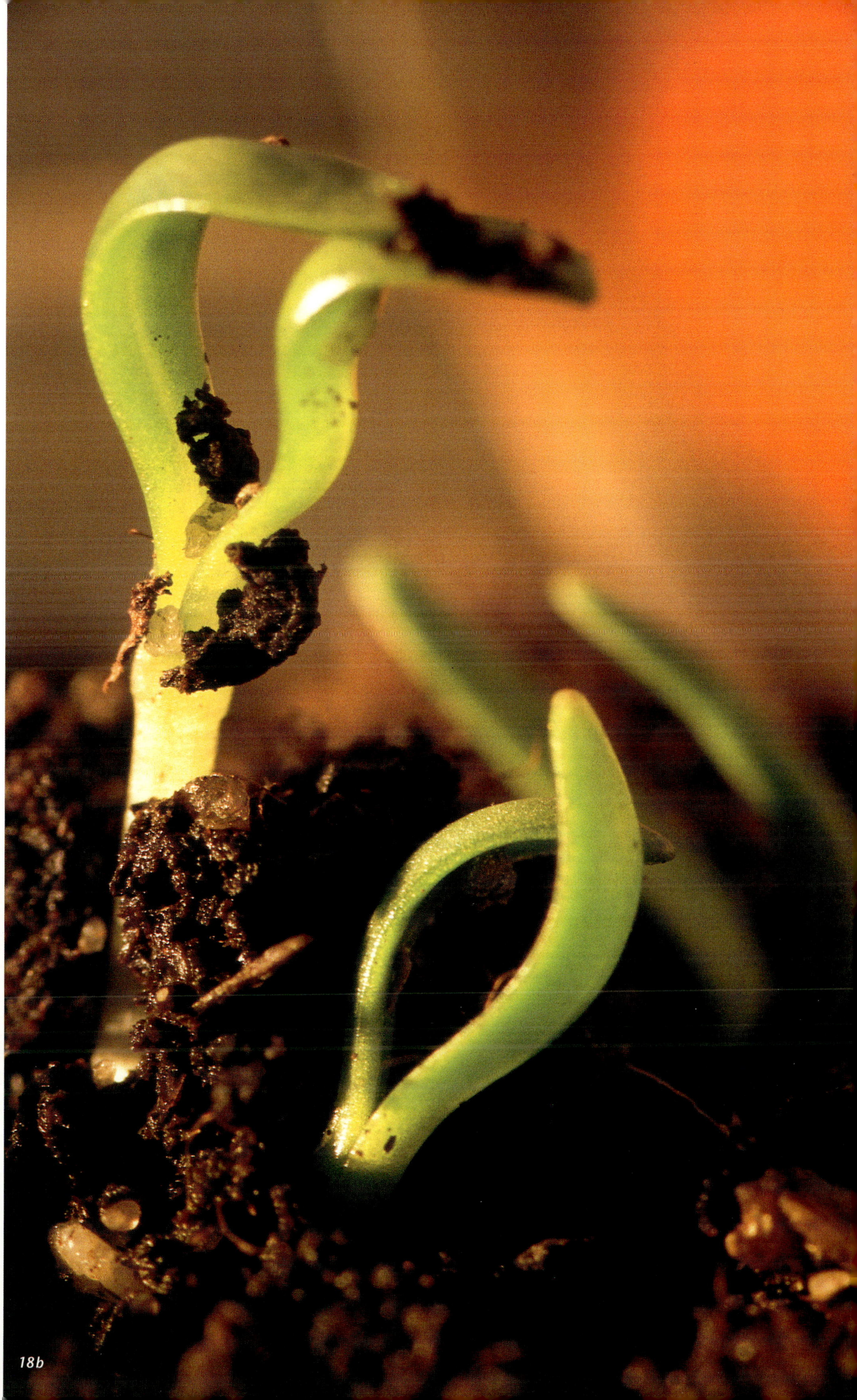

18b

Nachbarn aus dem Tierreich, die Maulwürfe. Teilweise dauert es lange, bis die an den klebrigen Drüsenhaaren haftenden Erdkrumen endgültig abgeschüttelt werden. Eine geradezu innige Erdverbundenheit spricht aus diesen Gesten.

«Calendula-Kinder»

Selbstbewusst und sonnenhungrig breitet das «Calendula-Kind» nach wenigen Tagen seine Ärmchen aus. Die inzwischen weiter verzweigte Wurzel sorgt für regelmäßigen Feuchtigkeitsnachschub für die prallen Keimblätter, denen rasch die zweiten Blätter folgen. Die Grünfärbung weist auf erste Photosyntheseschritte hin. Die oberirdische Nährstoffproduktion von Zucker hat begonnen.

Noch ist es ein embryonales Grün, transparent mit goldenem Schimmer, wie es aus sommergrünen Äpfeln von den Bäumen leuchtet und später nur noch im Durchlicht der jungen Blätter zu erahnen ist.

Harziges Öl – ein Heilmotiv

Während das Festhalten der längst zu eng gewordenen Samenhülle im Betrachter den Eindruck eines schutzsuchenden Impulses erweckt, entwickeln sich mit voller Zielgerichtetheit neue, lebenssichernde Elemente: In mikroskopisch kleinen Drüsenhaaren und Drüsenköpfchen sammelt sich ein für Tiere unangenehm riechendes und schmeckendes harziges Öl. Alsbald legt sich um jedes neu sich entfaltende Blatt ein derartiger Schutzmantel. Abwehr nach außen, Schützen und Bewahren nach Innen – so klingt das Heilmotiv bei Calendula. Es schwingt durch alle Entwicklungsstadien, Formveränderungen und Metamorphoseschritte hindurch.

Schon begreift Calendula ihren Auftrag, dem wässrigen Element verbunden zu wuchern. Sie nimmt im Bauerngarten die Wette auf mit Radieschen, Erbsen, Bohnen, Karotten, Roten Beeten.

Doch wie sieht es mit der Feldkultur im Heilpflanzenanbau aus? Ist das Ringelblümchen auch dort so anspruchslos oder zeigt es wohl Bedürfnisse? Fünf bis sechs Tage lang hält es der gleichzeitig aufschießenden Konkurrenz von Hirtentäschelkraut, Einjährigem Rispengras und Ehrenpreis stand; dann ist die unterstützende Hand der Gärtnerinnen und Feldbetreuer gefragt, die mit Handhacken und großer Umsicht den zarten und doch mit innerer Durchsetzungskraft erfüllten Calendula-Keimlingen ihren Lebensraum erweitern.

Feld frei für die Wucherblume!

Abb. 19: Noch haftet die einstige Fruchthülle am aufstrebenden Keimling.

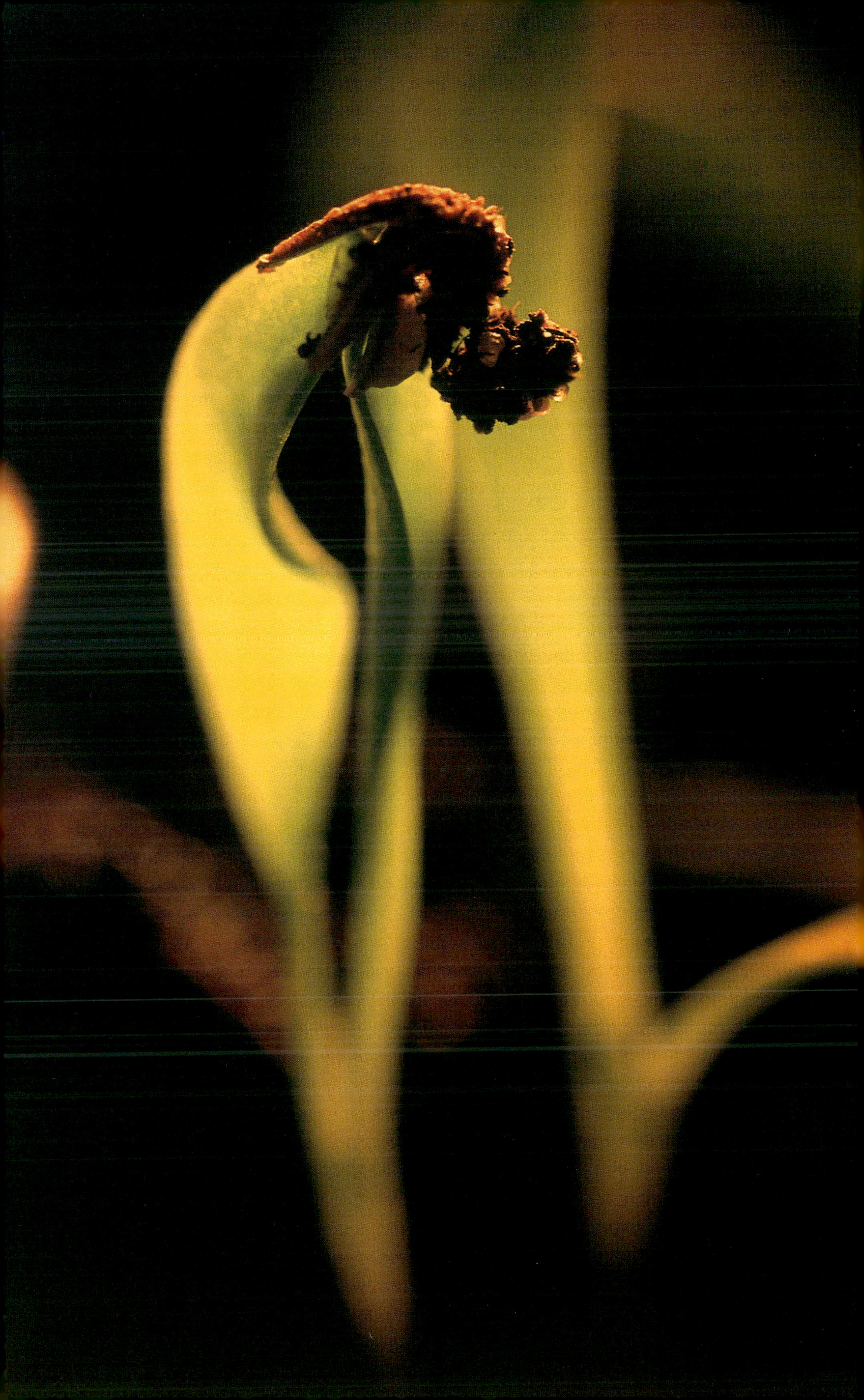

Das Kalenderchen wird zur Wucherblume

Südlich leicht beschwingt schallt der lateinische Rufname Calendula übers Feld. Das deutsche Wort «Kalenderchen» klingt sehr viel nördlich schwerfälliger, war aber bis ins ausgehende Mittelalter durchaus in vieler Munde und beschrieb exakt den kurzen Jahreskalender-Zyklus der Ringelblumen: Keimen im Mai (bei besonders günstigen klimatischen Bedingungen frühestens im April), Wuchern und Emporsprossen bis Juni, Knospenbildung und vorwitzige Blüten um Johanni, volle Entfaltung aller Haupt- und Seitensprosse mit Blütenfülle und erstem Fruchtansatz im Juli/August, anhaltende Vegetationsphase über September und Oktober, manchmal bis Allerheiligen. Rasche Verkieselung aller Sprossteile.

Noch ehe das Kalender-und Arbeitsjahr sich verabschiedet, erwartet der in der Frucht geborgene Same den neuen Frühling.

«Grün ist der Mai!»

Wie mehrfach angedeutet, hat die menschen-nahe Calendula in all ihren Ausbreitungsgebieten viele Freunde und Namensgeber gefunden. Für jeden Monat könnten wir einen Namen auswählen, der ihre zeitlichen Besonderheiten zum wortbildhaften Ausdruck bringt. Aus dieser Fülle fällt es mir leicht, ihr im Monat Mai sinnbildhaft den Namen Wucherblume zuzusprechen. In meiner Fantasie rufe ich sie auch Grünelle oder Sonnengrün,Tausendgrün – Grün ist der Mai!

Grün ist das Zwischenstadium zwischen Sprießen und Reifen; ihm ging das Eintauchen des Geistigen ins Materielle voraus. Exakt betrachtet, zeigt Grün einen beginnenden Verhärtungsprozess an, dem unweigerlich ein Todesprozess folgen wird; doch für uns ist das erste Maiengrün zunächst Ausdruck einer neuen Metamorphosestufe.

Grünkraft verbinden wir mit dem Element Wasser. Doch wie beschreibt man dieses Lebenswasser-Grün?

Vier Stunden lang hatte ich am 11. August 1999 auf einer grünen Bergwiese in und vor meinem Zelt bei wechselnden Regengüssen der totalen Sonnenfinsternis geharrt. Noch ein Jahr später sträuben sich mir bei der Erinnerung die Haare. Während der dunkle Schattenstrahl über mich und die ganze Natur hinwegstrich, war ich dem Gefühl ausgeliefert, als ob jemand den Hauptlichtschalter im Universum für immer ausdrehen würde. Das zuvor erdig-saftige Grün wich binnen Bruchteilen einer Sekunde einem noch nie gesehenen fahlen Grau, einem Aschgrau-Grün. Das wiederkehrende Licht mäßigte das Erschrecken, doch blieb die nachhaltige Erfahrung, dass die Sonne die wahrhafte Quelle des lebensspendenden Grün ist. Sie ist jedoch nicht die einzige Quelle, wie wir bei näherer Betrachtung sehen werden.

«... und Grau ist alle Theorie!»

In dem geflügelten Goethe-Wort «Grau ist alle Theorie und Grün des Lebens goldener Baum» steckt auch eine Aussage über die Polarität von Grau und Grün auf der geistigen Ebene.

Jahrzehntelang kann ich mich in wissenschaftlichen Büchern über die

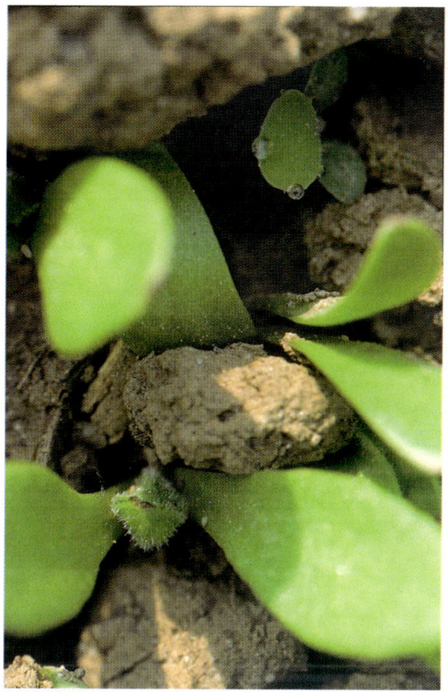

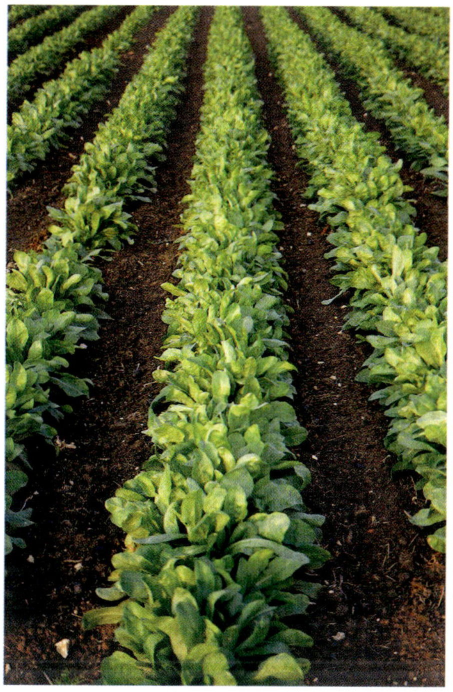

Abb. 20 und 21: Im Mai wird die Calendula zur «Wucherblume».

Photosynthese in molekulare Details hineinwühlen und über die elementaren chemisch-physikalischen Prozesse grübeln, die Licht, Wasser und Blattgrün zur Nährstoffbildung in der Pflanze vollziehen. Doch all das bleibt graue Theorie, wenn ich nicht Grün sehen, fühlen, riechen oder schmecken kann. Grün nicht gleich Grün empfinden, Nuancen von Grün erkennen im wechselnden Licht, das jeweils spezifische Eigengrün der Pflanze durchdringen – das ist der Weg zur Entdeckung der Lebensfarbe.

Lebensgrün und balsamisch-harziger Duft

Dieser Weg führt zum Calendula-Feld im Mai und nicht daran vorbei. Es genügt auch nicht ein flüchtiger Blick über den Zaun eines Bauerngartens mit seiner Ringelblumenecke. Mitschwingen mit dem Rhythmischen eines Frühsommertages bietet eine Chance: in der Frühe des Morgentaus mit der ersten streifenden Morgenröte in das Grün des Calendula-Feldes eintauchen, verweilen im balsamisch-harzigen Duft und mit dem letzten Abendsonnenstrahl die grün-goldene Lebensfülle eines Tages trinken, das ist eine Annäherung an das Wesenhafte der grünenden Calendula.

Grün ist die Farbe der Verwandlung der Elemente und ohne die Verschmelzung von Wasser, Luft und Licht nicht denkbar. Gleichzeitig zart balsamisch und harzig kräftig duftet nur Calendula-Grün. Es distanziert sich vom betäubenden Cumarin-Grün des frischen Heus, vom bronchentiefen Fichtenspitzengrün, vom schwebend leichten Erfrischungsgrün des Rosmarin, aber auch vom erdig dumpfen Grün des Lorbeer.

Diese Umschreibung ist lückenhaft, und doch ergänzt sie die Reihe der Elemente, die im Grün ihre tiefe Begegnung erfahren. Mit Licht und Wasser eint sich im Grün das Element Luft. Licht ist die nährende, wärmende Kraft, Wasser die formende, strömende Ruhekraft, Luft zeigt sich als das drängende Element und als das zugleich am stärksten nach Freiheit strebende.

Sie wuchert mit ihren Pfunden

Ein Sehnen, Schieben, Drängen im positiven Sinn beinhaltet dieses Wuchern. Es ist ein Wuchern im biblischen Sinn, «ein Wuchern mit den Pfunden», mit den göttlichen Geschenken Licht, Wasser, Luft, Salze, Mineralien, Enzymen, Chlorophyll …

Wir wohnen dem Urtanz der Schöpfung bei, dem Pflanzentanz, im Buddhismus verkörpert durch die Grüne Tara, die Himmelstänzerin, durch die Virgo viridissima, die Allergrünste Jungfrau und Gottesmutter in den Visionen der Hildegard von Bingen.

Heiliges Grün

Im Gold der Abendsonne schmückt sich Calendula mit dem bräutlichen Grün, mit dem Jan van Eyck die alchemistische Hochzeit ankündigt, mit einem Grün, das – ganz anders als das todverkündende Aschgrau-Grün während der Sonnenfinsternis – auf ein jenseitiges Leben hinweist. Im Durchlicht eines Calendula-Blattes erscheint das Heilige Grün, von dem wir im Tibetischen Totenbuch erfahren, wenn am fünften Tag der Wanderung durch die Stufen des Bardo das Bewusstsein unterwiesen wird. Es ist das grüne Licht, das geläuterte Element der Luft, die Allesvollendende Weisheit, glänzend und klar, blendend, durchsichtig, leuchtend, herrlich und schreckenerregend.

Entwicklung und Verwandlung beinhaltet auch stets die Stufe der Verwirrung, des «Chaos», wie Gabrielle Roth ihren 5-stufigen, alchemistisch-schamanistischen Rhythmustanz begreift. Für wenige Tage gleicht die Bewegung der keimenden Calendula dem kontinuierlichen «Flowing», dem folgt das «Staccato» des Reckens und Streckens, das in das «Chaos» des Wucherns gleitet. Jetzt beherrscht «Serpens Mercurii» das Feld. «Sie ist die grüne Schlange, die das brodelnde Chaos bewohnt tief im Inneren unserer mühsam geordneten Welt», schreibt Margareta Bruns in ihrem eindrucksvollen Buch *Das Rätsel der Farbe.*

Manchmal sehnen wir uns beim Anblick des überquellenden Calendula-Feldes mit lauter gleichen Blattformen, die ineinandergreifen, sich drehen und wenden, nach einem Ausweg, nach der formgebenden Klarheit einer gliedernden Metamorphose. Doch noch gleicht beinahe ein Blatt dem anderen, ganzrandig, teilweise knorpelig gezähnt, am Blattrand kurz bewimpert, zerstreut weichhaarig, klebrig, drüsenbesetzt. Spatelig, stielartig verschmälert sitzen die unteren Blätter, dehnen sich etwas ins Lanzettlich-längliche, mit herzförmigem Grund. Vom Keimblatt bis zur grünen Knospenhülle findet kaum eine Metamorphose statt. Immer dichteres, ungegliedertes Blattwerk in Fülle treibt die Wucherblume – als ob sie sich keine Zeit gönnen würde, die einzelnen Blätter filigran durchzuformen.

***Abb. 22:** Rubinrot leuchtet in den Drüsenhaaren das «eingefangene» Sonnenlicht.*

Unmittelbar über dem Boden verästelt sich der krautige, kantige und mit kurzem Flaum behaarte Stängel. Fast stielrund, wenig kantig klettern an ihm empor die wechselständigen, dicht beieinander wachsenden 10 bis 15 cm langen, sitzenden, spatelförmigen, zugespitzten und vor allem bei der Acker-

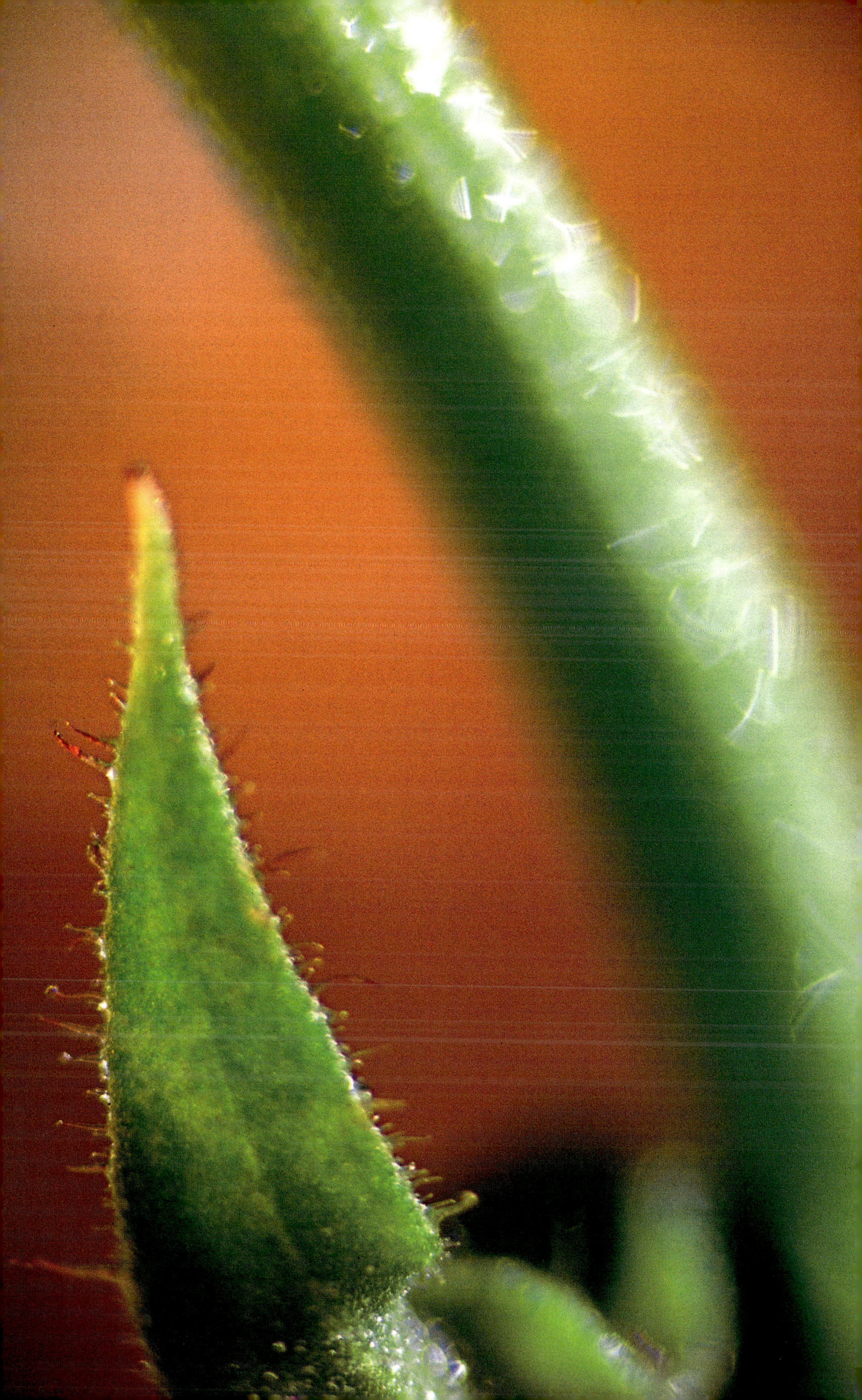

ringelblume entfernt kleinzähnigen, filzig behaarten Blätter. Gerade die noch schlicht gestaltete *Calendula arvensis* ermöglicht uns, im Außen die innere Triebkraft zu erkennen, die im Spross zur Knospen-und Blütenbildung führt. Eine innere Weichenstellung findet statt und die den Stängel bis zur Blütenregion hochwandernden Laubblätter werden zunehmend kleiner, bilden gleichsam in ihrem kurzen Abstand zueinander ein Blätterbett für die Knospe, die sich darin mütterlich geschützt entwickeln kann. Es ist der Schritt zur Reduktion, der stets auf eine Entwicklungsphase folgt, ganz klar zu erkennen. Die Grundstruktur korrekt beibehaltend, aber zierlich und in dichter Zahl formen die liebevoll anmutenden Hüllblätter das Blütenkörbchen.

Die Durchsetzungskraft, die schon die ersten Keimblättchen auszeichnete, hat sich verhundertfacht. Wohin wird die Entwicklung gehen? Noch ist es nicht Zeit für «Lyrical», die tanzende Bewegung, die nach Gabrielle Roth zu Klarheit führt.

Ringelrose und Sonnenwirbel

Kleben und Haften

«Betreten verboten» – ein Calendula-Feld bedarf dieses Schildes nicht. Kreuz und quer ist es von klebrigem Blattwerk durchwirkt; Haupt-und Seitensprosse verzahnen sich und bilden einen dichten Teppich. Es ist, als ob die Struktur des Calendula-Feldes mit ihrem Kleben und Haften den einzelnen Pflanzen gegenseitig Halt und Stütze gebe. Genau dies fehlt zum Beispiel unseren von jeglichen vernetzenden Wildpflanzen wie Wicken oder Blatterbsen befreiten Roggen- und Weizenfeldern, weshalb nach einem heftigen Gewitterregen manchmal das halbe Feld «umliegt». Im Calendula-Feld dagegen sind die Reihen geschlossen. Beikräuter haben keine Chance mehr. «Anlieger frei» gilt nur für Schwebfliegen, Schmetterlinge, Bienen, Käfer, Spinnen. Blattläuse erwarten voll Ungeduld das Öffnen der Zungenblüten und den Zugang zur süßen Quelle.

Das Calendula-Feld ist ein eigenständiges Biotop mit vielerlei Öko-Nischen geworden. Wer unerlaubt eindringt, einen Fuß in eine Reihe zwängt oder entlangstreift, bleibt haften an der klebrig drüsigen Blatt-und Sprossoberfläche der nun auf 50 bis 70 cm Höhe aufgewachsenen Pflanzen. Tagelang lässt sich der harzige und nicht immer angenehme Geruch nicht mehr abreiben, abstreifen oder abwaschen.

Abb. 23: So schlicht das Calendula-Blatt anmutet – Rand und Oberfläche lassen die Stoffwechselprozesse sichtbar werden.

Wenn um Johanni schon um vier Uhr in der Frühe die Singvögel pfeifend und zwitschernd ihre Reviere lautstark abgrenzen, die Mittagssonne ihren sommerlichen Zenit erreicht und die lichten Tagesstunden bis in den späten Abend währen, dann feiert Calendula ihre Hoch-Zeit. Die grünen Wucherblumen legen ihre gelb-orange-farbenen Hochzeitskleider an und verwandeln sich in Tausende von Sonnenwirbeln.

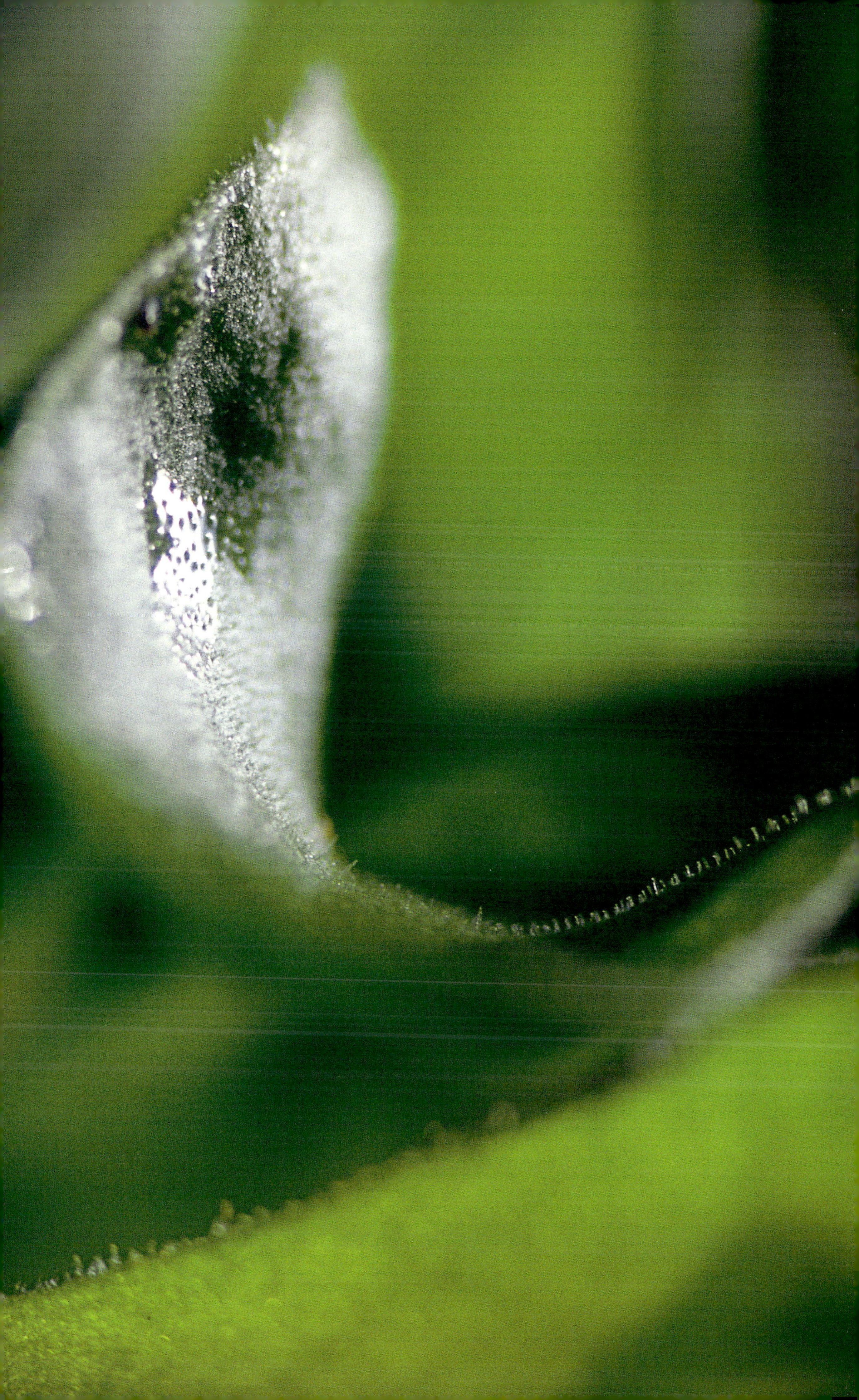

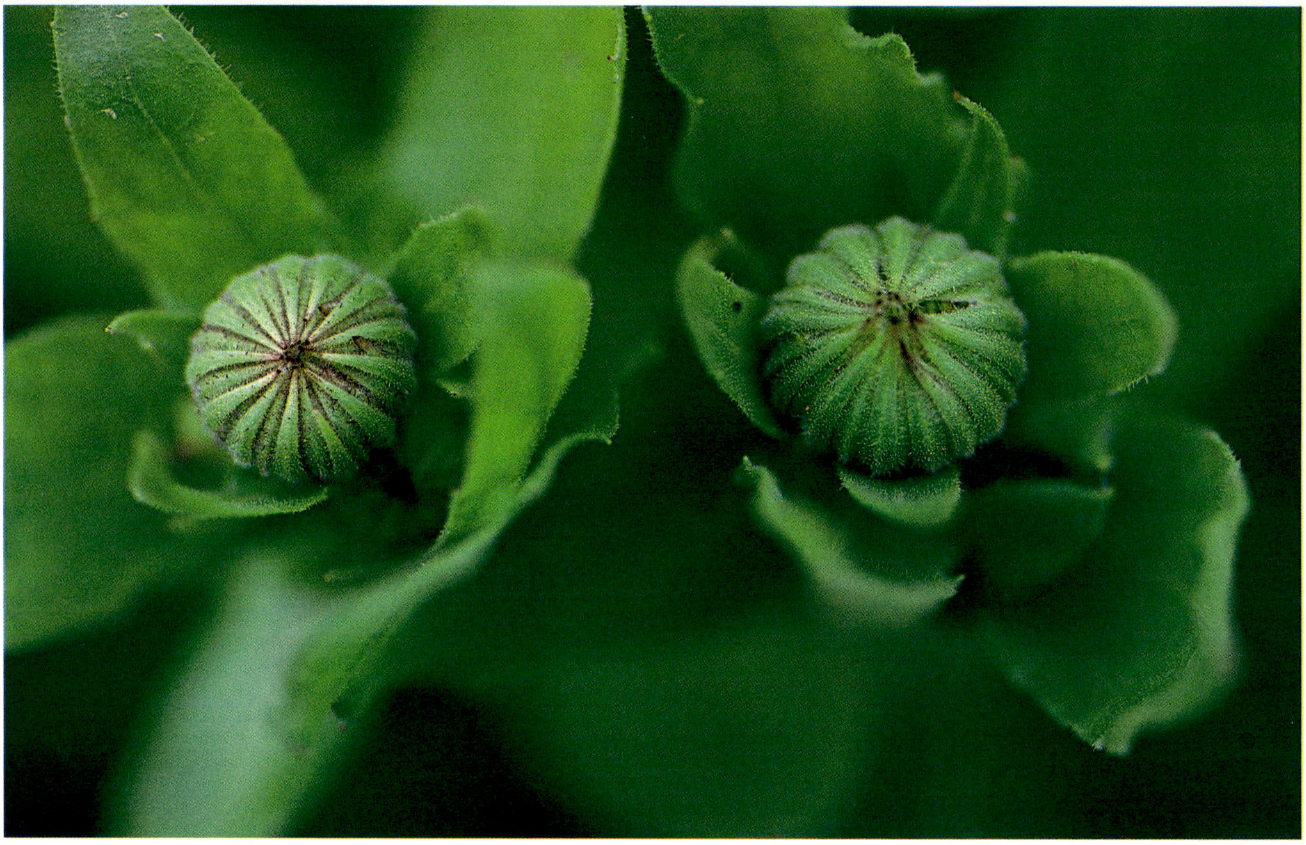

Abb. 24: Drängen und Harren auf den günstigsten Augenblick zur Entfaltung.

Abb. 25: Wasserabstoßend nach außen, feuchtigkeitsbewahrend nach innen wirken die Millionen kleinster Drüsenhaare.

Abb. 26: Eine deutliche Schubkraft sendet die Blütenknospe empor.

Abb. 27: Der Sonnenimpuls um Johanni löst den Blühimpuls aus.

Was ist geschehen? Welche Impulse haben zu dem sichtbaren Stoff-Wechsel geführt?

Der Laubblattentwicklungsprozess gipfelt in der Ausbildung der Blütenknospen. An der Spitze der Stängel erscheinen die ersten kindlich runden Knospen. Wasserabstoßend nach außen, feuchtigkeitsbewahrend nach innen, überziehen klebrige, mit dem Öl der Calendula gefüllte Drüsenhaare die pfeilförmig spitz zulaufenden, dachziegelartig angeordneten Hüllblätter, die den Blütenkorb umfassen. Astronomisch groß ist die Zahl der Drüsenköpfchen, die nun Blätter, Sprosse und Knospenkörbchen umsäumen und zusammen die Wirkung eines gigantischen Sonnenkollektors erreichen. Die Folgeprozesse erscheinen im üppigen, chlorophyllgesättigten Grün und im bräunlich-wärmenden Rot, das den wechselnden Einfluss der Elemente kundtut.

Während die Formmetamorphose der Blätter ausbleibt, tritt in den Hüllblattspitzen unverkennbar eine Farbmetamorphose zutage. Die äußersten Hüllblattspitzen leuchten in geburtlich warmem Rot. Diese Farbnuancen treten auf, wenn Grün reduziert wird; das kennen wir alle von der Herbstfärbung. Diese Farbentwicklung im Körbchen lässt uns begreifen, dass die Blüte ein Teil des Sprosses und zwar die Spross-Spindel in ihrer gestauchten Form ist und dass vor dem nächsten Entwicklungsschritt, der in die geschlechtliche Phase hineinleitet, eine gewisse Reduktion der vorherigen Entwicklung erfolgen muss. Die Ringelblume nimmt uns durch dieses deutliche Zeichensetzen mitten hinein in ihre Lebens-und Sterbeprozesse. Gibt es etwas Tröstlicheres

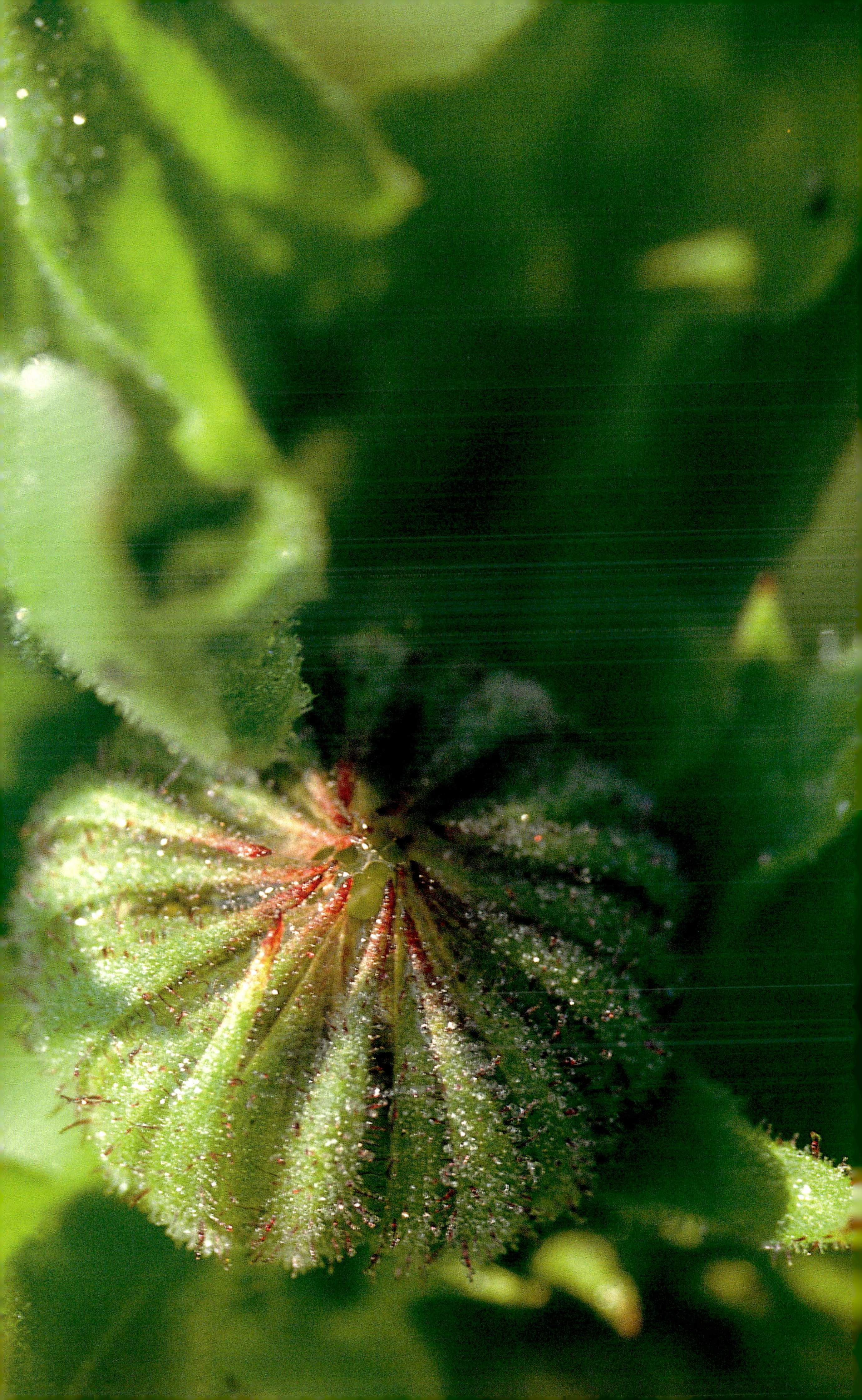

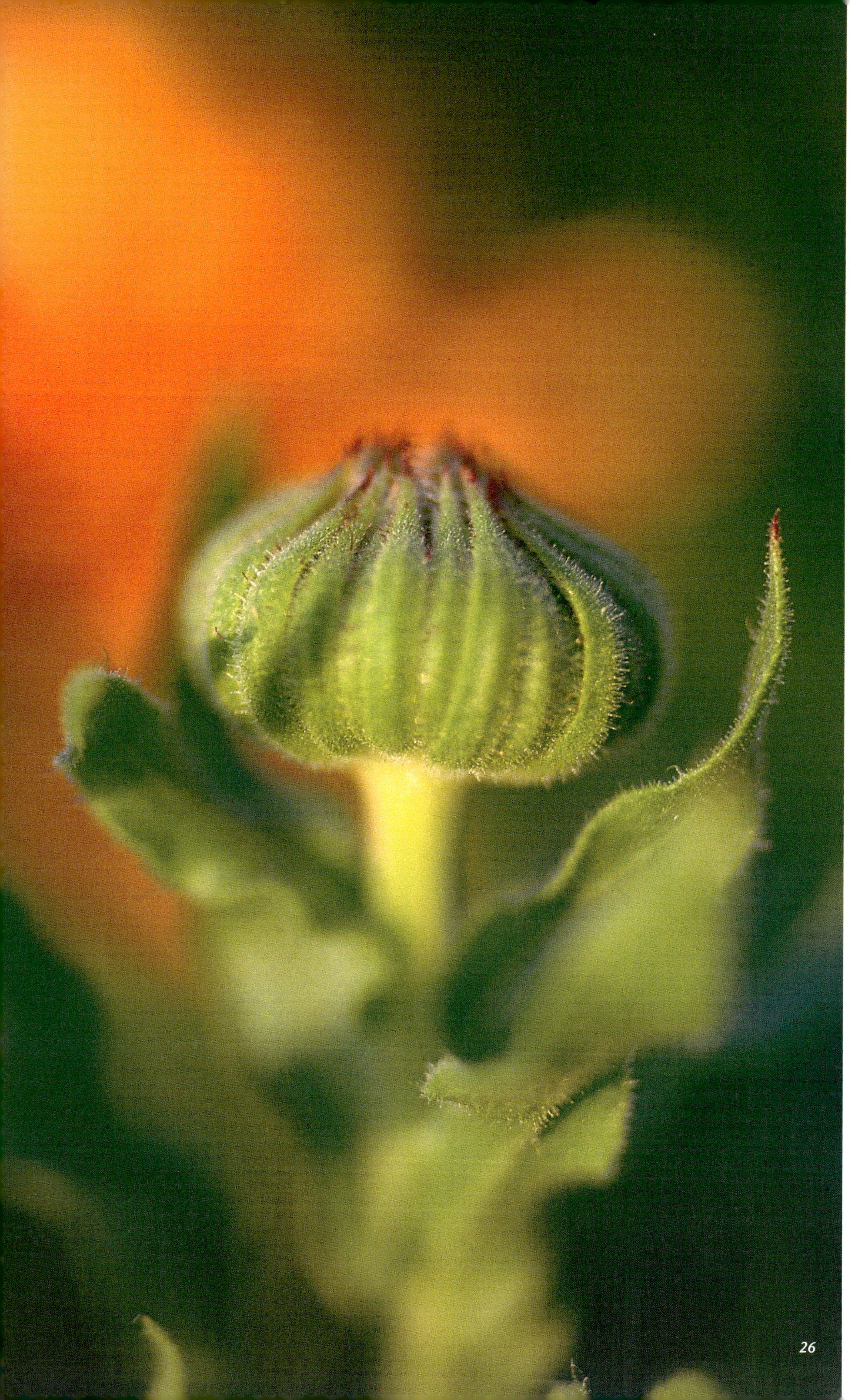

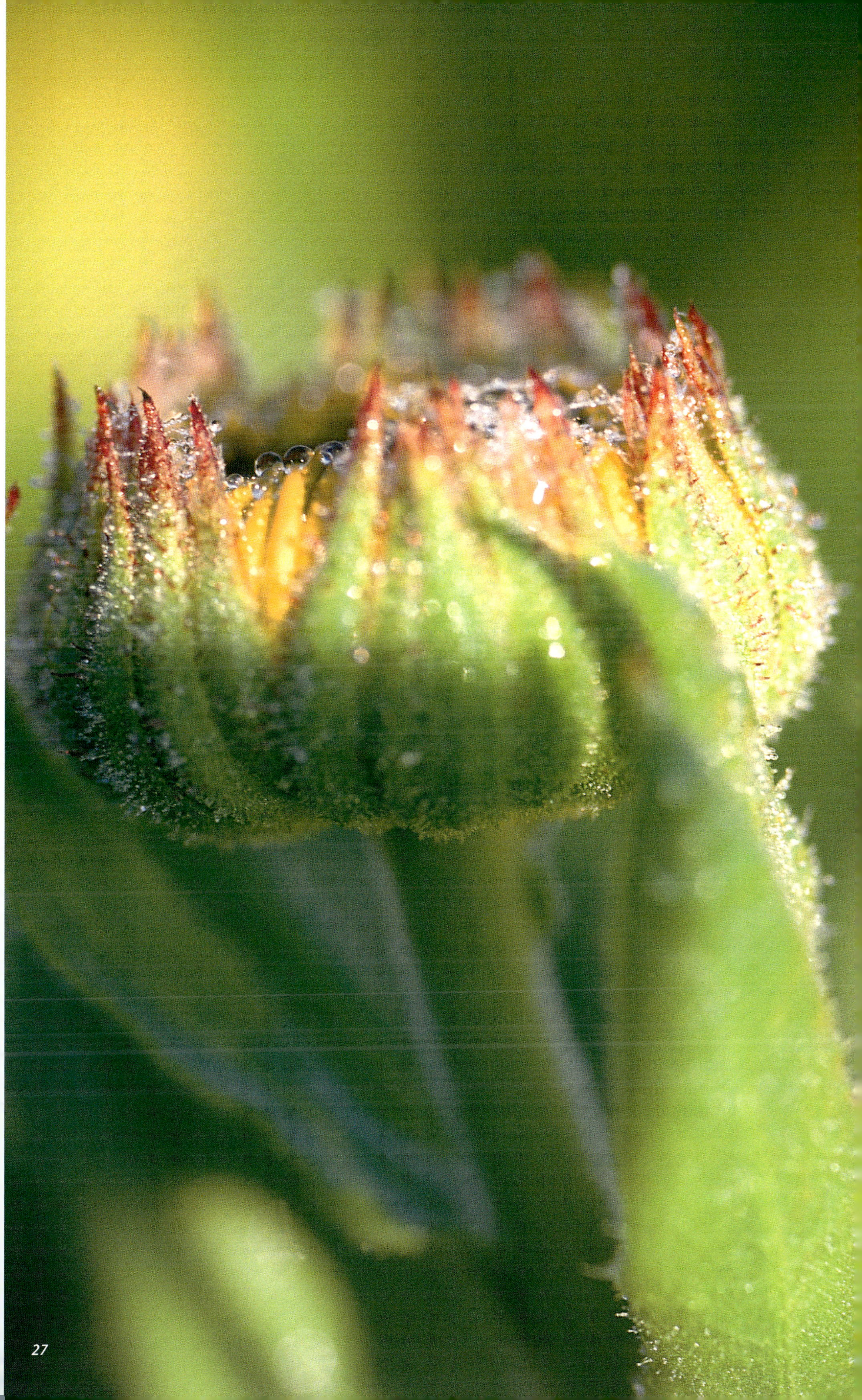

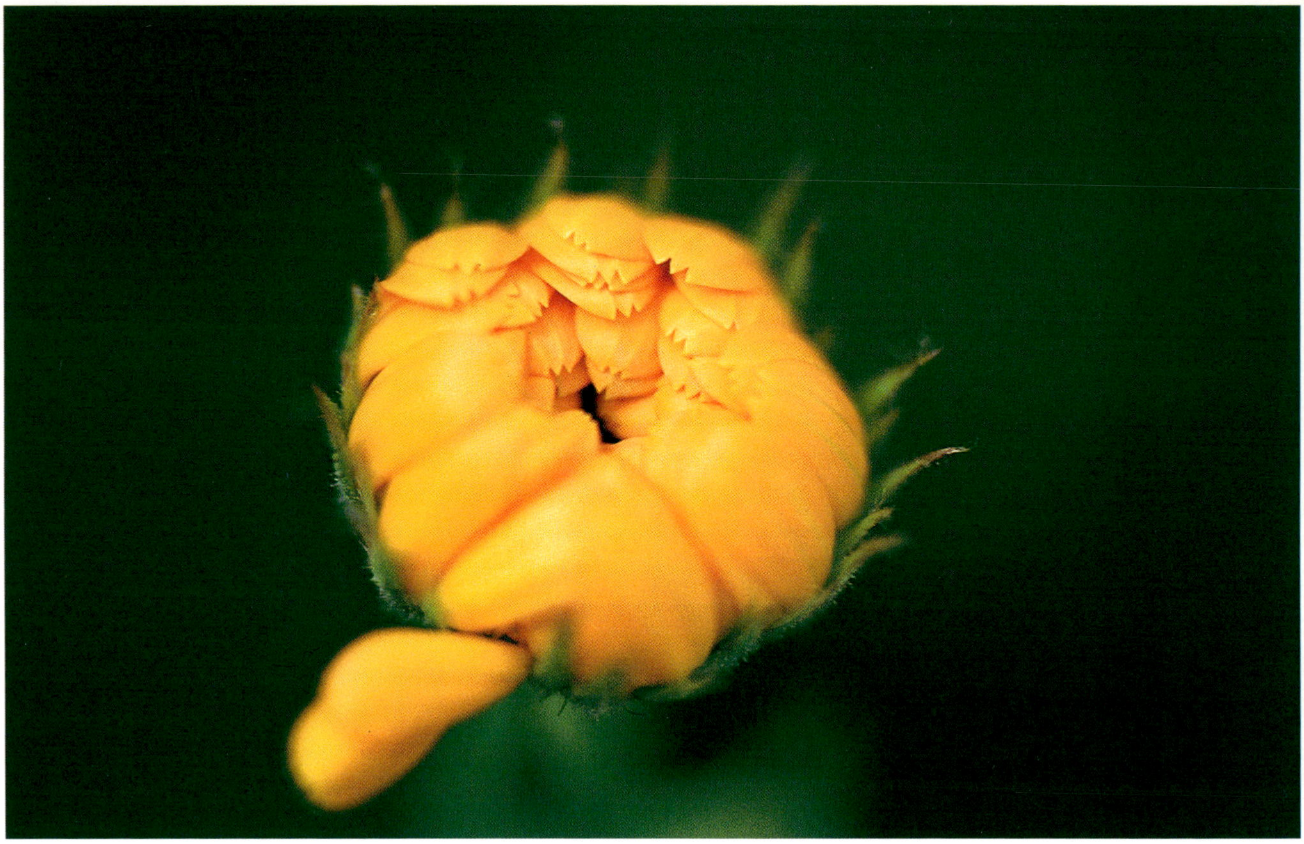

Abb. 28: Vorwitzig ertasten zwei Zungenblüten den Augenblick zur Entfaltung.

als zu erleben, dass wir hier ein Bild von Prozessen vor uns haben, die sich auch in uns selbst abspielen und die wir genauso angstfrei durchschreiten können wie Calendula? Für mich liegt in dieser Teilhabe am pflanzlichen Geschehen die eigentliche geistig-seelische Heilung, da das Pflanzliche uns höhere Ebenen weisheitsvoll spiegelt.

Bei den Korbblütlern wie Calendula ist die gestauchte Spindel scheibenartig zu einem Blütenlager erweitert; daher der Name Scheibenblüte für das Zentrum. Der ins Wässrige dringende Lichtimpuls breitet sich in dieser Trugdolde aus. Das bisher vom wässrigen Element bestimmte Wachstum gibt unter dem vermehrten Sonneneinfluss der länger werdenden Tage einem neuen Impuls Raum: der Entwicklung der so genannten geschlechtlichen Phase in der Blüte. Damit rückt die Pflanze dem animalischen Pol der Skala von Ernst Jünger näher, d.h. sie öffnet sich dem Eindringen des Astralen stärker. «Die Blüte trägt die Pflanze an jene Schwelle, an der die dumpfe Vitalität in den Bereich des animalisch Empfindsamen übergeht», lesen wir bei Rudolf Steiner. In letzter Minute vor dem Aufblühen erfährt der blütentragende Spross einen Streckungs-Wachstumsschub der Sonne entgegen und erhebt sich damit aus dem Einflussbereich des Wässrigen.

Abb. 29: Der Blütenkorb erweitert sich zum flächigen Blütengrund.

Abb. 30: Die schuppenartige Anordnung der Zungenblüten verhindert das Eindringen von Feuchtigkeit.

Von der Zweidimensionalität zur Hohlraumbildung, vom flächig Ausgebreiteten zum sanft Umschlossenen – das ist der Schritt im Calendula-Blütenkorb. Im Blütenkorb der Kompositen bilden sich auf diese Weise teilweise Hunderte von winzigen Hohlräumen, denn sowohl die Zungen- als auch die Röhrenblüten bilden enge, tiefe Schlünde.

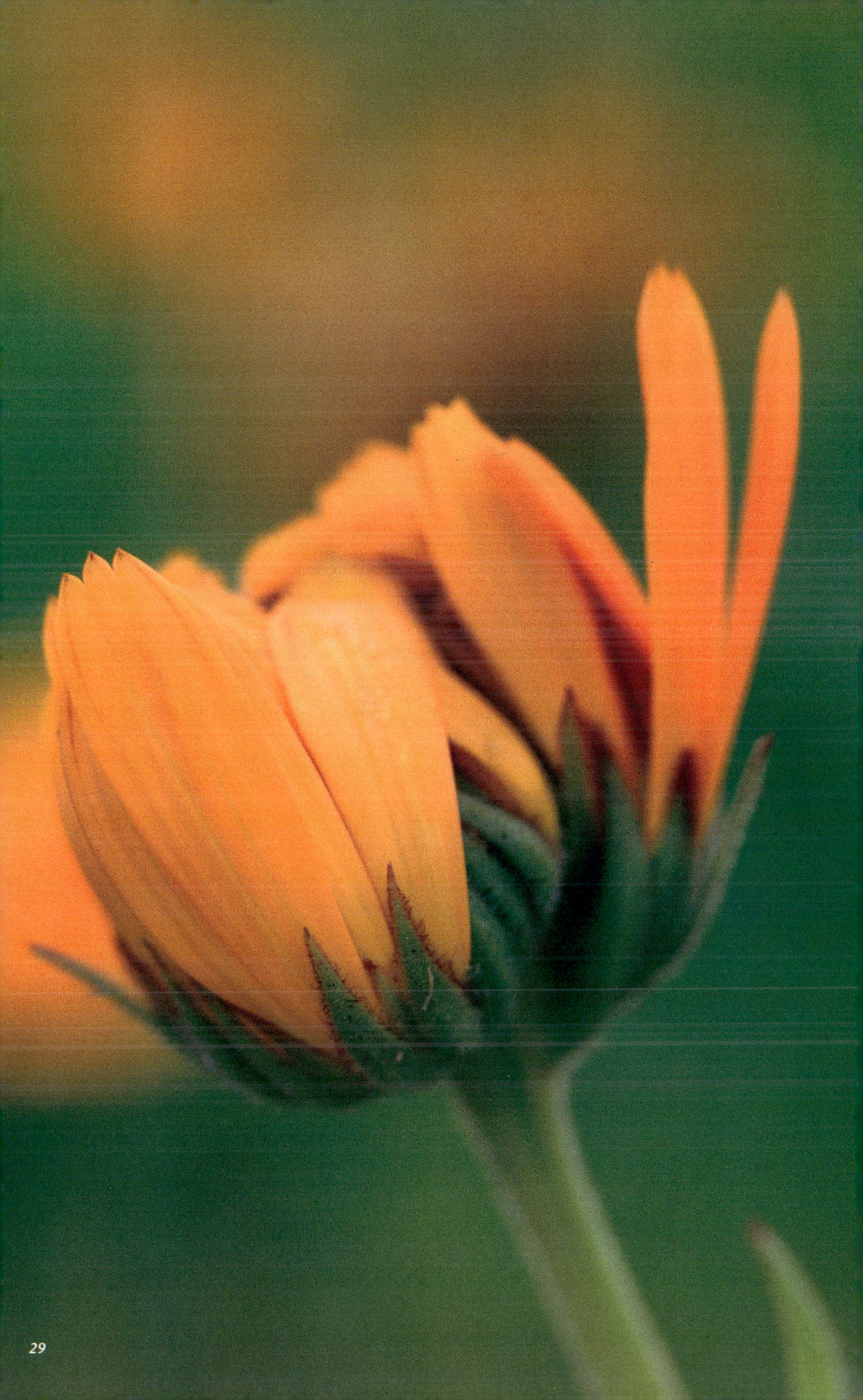

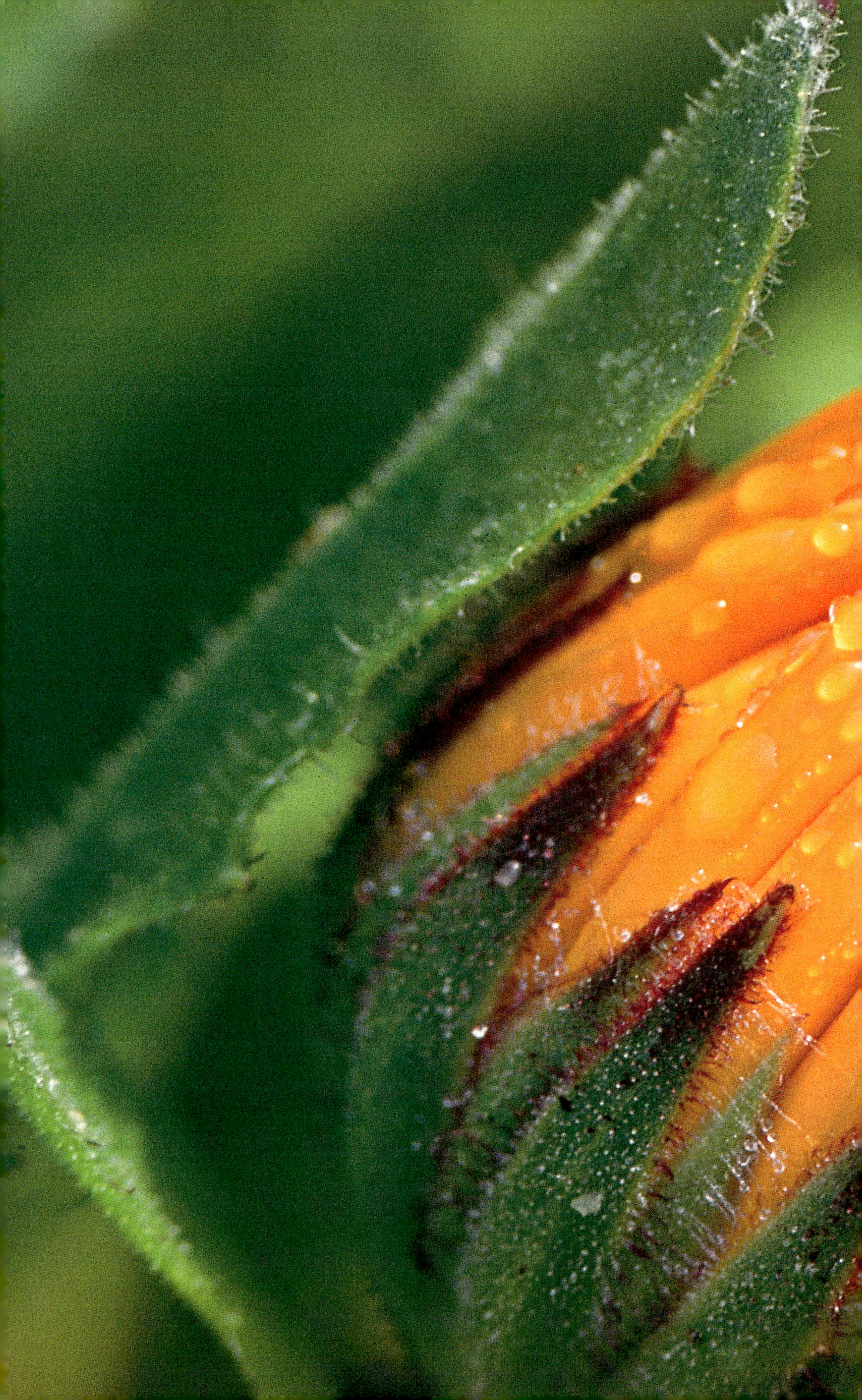

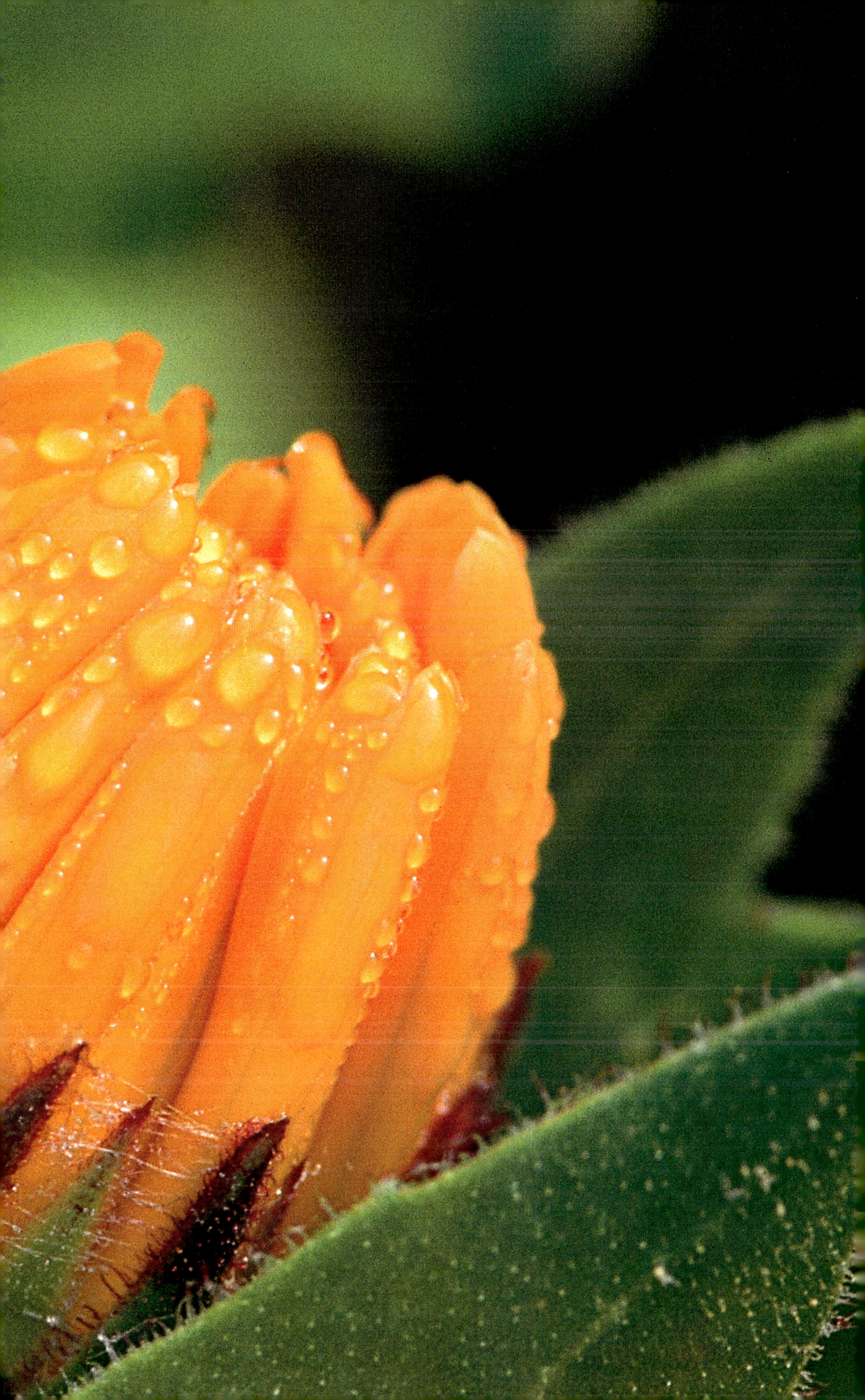

Im Nacheinander und in der Gleichzeitigkeit

Während die einseitswendigen Zungenblüten an asymmetrische Blütenformen bei biologisch älteren Familien wie den Braunwurzgewächsen erinnern und auch durch die angedeutete Dreizipfligkeit ihrer Spitzen diesen Eindruck untermauern, verweisen die Röhrenblüten mit ihrer fünfzipfeligen Krone auf das fünfzählige Schema der *Saxifragaceen* und *Rosaceen*. Wiederum erkennen wir im Kompositenkorb die Tatsache der «zusammengesetzten Blüten», auch wenn gerade Calendula ihre ausgesprochene Identität behauptet. Diese Zusammensetzung der Blütenblätter legt nun den wahren Kern des zweiten Metamorphoseschrittes offen. Auf die zeitliche Entwicklung der Laubblätter im Nacheinander folgen in der Blüte Prozesse der Gleichzeitigkeit. Farbig demonstrativ falten sich die Blütenblätter auf, gleichzeitig enthalten sie Hohlräume, Schlünde, Untiefen, zumindest aus der Perspektive eines kleinen Kerbtieres oder Insektes. Der Augenblick des Blüte-Seins hebt das Gestern und Morgen auf.

Lilit-Kraft

Dies ist die Faszination, die uns aus jeder Blüte entgegenstrahlt. Vollkommenheit schließt ein: Wildheit in Form und Farbe, Duft und Gestank, Mütterlichkeit in Wärme und Schutz, Bewahren und reifendes Loslassen, Jungfräulichkeit in Unberührtheit und Wagnis. Die Lilit-Kraft, das heißt die Einheit, die aus der Polarität lebt, entfaltet Knospe und Blüte.

Vorhang auf zum zweiten Akt der Metamorphose. In der Entfaltung der Sonnenwirbel klingen neue Akkorde an. Jetzt verwandelt sich die ganze Pflanze in Form und Farbe:

Form-, Stoff-, Farb- und Duftwechsel

«Form-Wechsel» von wuchernd nach streng. Im Pflanzentanz ist jetzt der Rhythmus «Lyrical» angesagt. Die Ringelrose ringelt sich klar strukturiert heraus aus dem «Chaos» und treibt dennoch üppige Fülle.

«Stoff-Wechsel» vom Harzig-Ätherischen zum Süßlich-Schleimigen. Die materiellen Verwandlungen, die sich im Blüten-Frucht-Prozess vollziehen, lassen sich schmeckend wahrnehmen.

«Farb-Wechsel» von Grün nach Gelb-Orange. Unmittelbar bevor die Zungenblüten die spiralige Öffnung des Körbchens «tanzen», überhaucht ein letztes Mal eine zartgrüne Äderung die Blütenblattspitzen. Je nach Ursprung des Saatgutes und nach dem Ergebnis der Züchtungen variiert die Blütenfarbe in zahlreichen Schattierungen.

«Duft-Wechsel» von würzig nach süß. Das Dufterlebnis führt den Menschen zur Erfahrung der seelischen Qualität einer Pflanze. Für die Insekten locken Farbe und Düfte im Wettstreit. Inmitten dieses Stoff-Wechsels findet das Drängende seine Mitte. Im ruhigen Rhythmus von Wach- und Schlafbewegungen pulsiert das Calendula-Feld.

Im Blütengrund der Sonnenwirbel entfalten sich die pollenreichen, nektararmen Röhrenblüten, die auf der gestauchten Spindel spiralig angeordnet sind und keine Früchte ausbilden. Während die zungenförmigen Schaublüten Insekten auf die falsche Fährte locken, indem sie Nektarfülle vorgaukeln, erreicht die Pflanze für sich das Erstrebte: die rasche Bestäubung zur Bildung fortpflanzungsfähiger Samen, denn die Zungenblüten sind fertil.

Abb. 31: Dem Hüllblattkorb entsteigt in sphärischer Gestalt die Blüte.

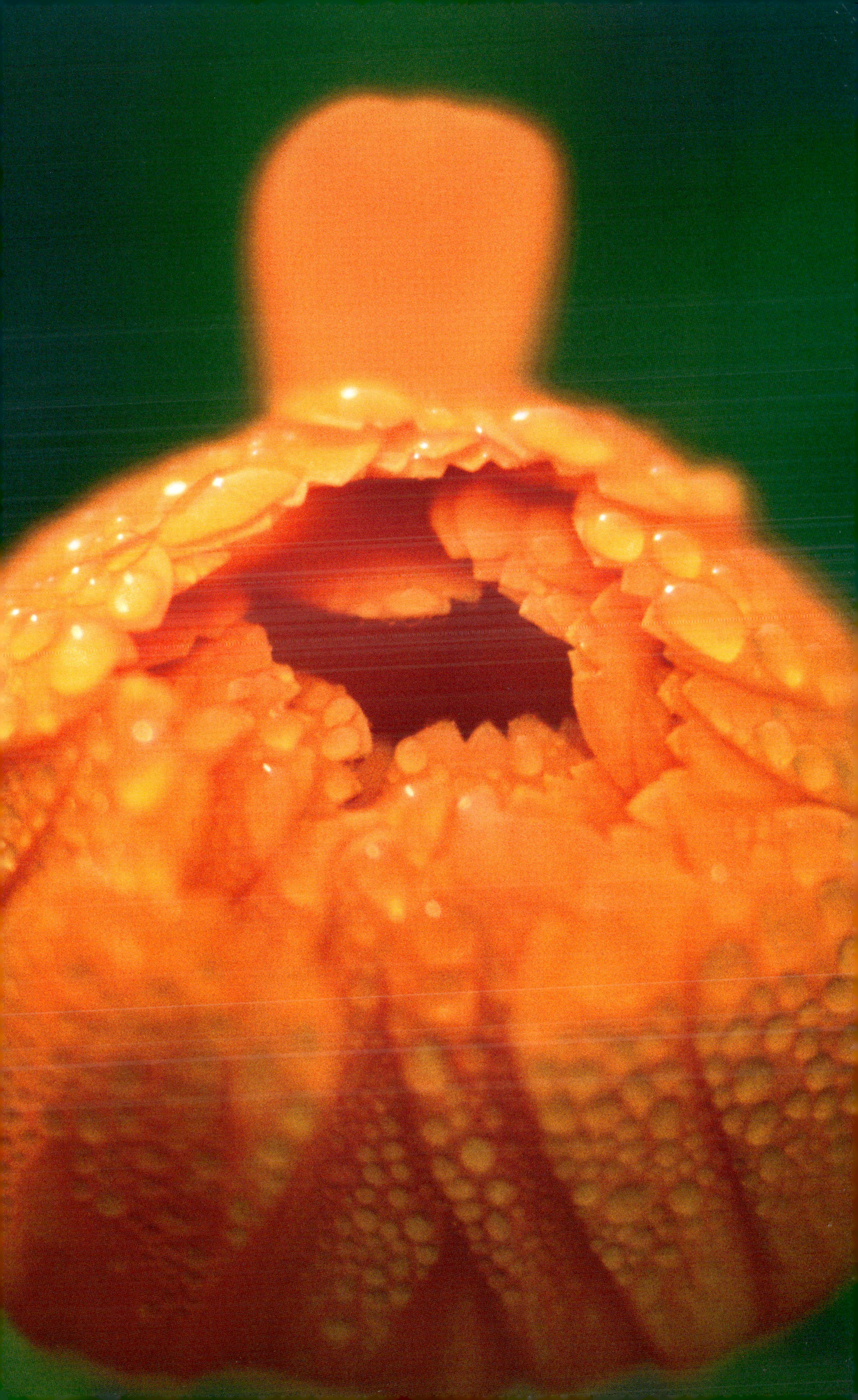

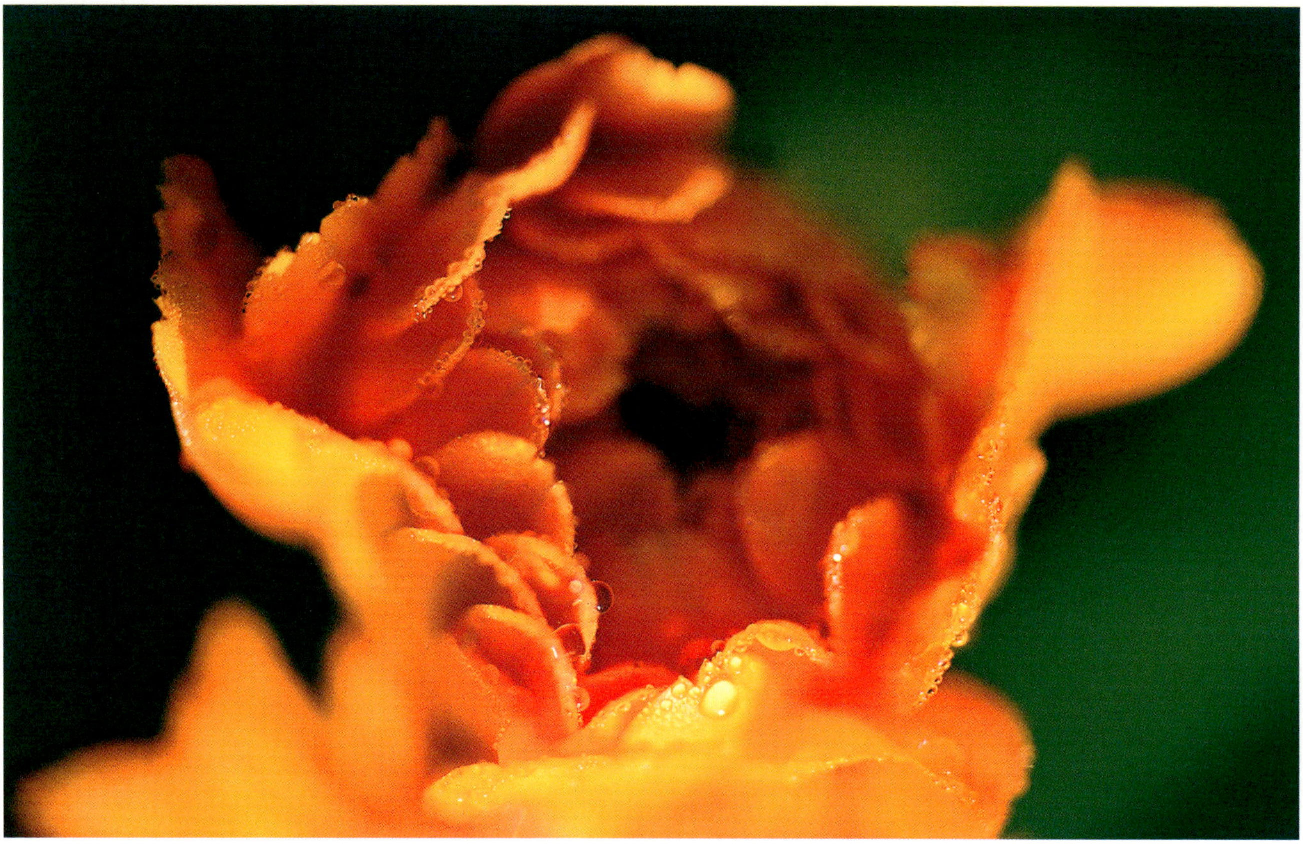

Abb. 32: In den unterschiedlichen tanzenden Bewegungen jeder einzelnen Zungenblüte tritt ein Bild der Individualität zutage.

In den dicht gefüllten Blütenkörben könnten «stehende» Regentropfen zu rascher Fäulnis führen und somit die Fortpflanzung gefährden. Dies wird einerseits durch die schuppenartige Anordnung der Zungenblüten verhindert, die eine gute Durchlüftung des Blütenbodens gewährleistet; andererseits ergeben die mikroskopisch kleinen Papillome (vergrößerte Oberhautzellen) auf der Zungenblütenoberfläche einen samtenen Schutz gegen die Benetzung mit Wasser. So verdunstet das Wasser binnen Stunden auf der für unser bloßes Auge unsichtbar strukturierten Blütenblattfläche, während Schleimstoffe im Inneren der Blüte für einen ausgeglichenen Feuchtigkeitshaushalt sorgen. Wegen ihres sensiblen Umgangs mit Wasser bezeichnet der Volksmund die Ringelblume auch als Regenblume und hat die Bauernregel abgeleitet: Ist die Regenblume am Morgen nach 7 Uhr noch geschlossen, kommt noch am gleichen Tage Regen. So gilt sie in manchen Gegenden als Wettervorhersagerin, zumindest als Regenanzeigerin. Wir sollten dabei allerdings nicht vergessen, dass die Ringelblume wegen ihres südländischen Ursprungs und ihrer Liebe zur Sonnenwärme einfach eine bestimmte Temperatur braucht, die den Öffnungsimpuls in den Blütenkörbchen auslöst.

Regenblume

Das in voller Blüte stehende Calendula-Feld wogt golden im leichten Sommerwind. Doch die scheinbare Ruhe täuscht: Unter dem Blütenmeer setzt sich das Wachstum, sogar das Wuchern und Drängen fort. Täglich bilden sich weitere grüne Knospen, brechen Blütenkörbe auf. Das Feld quillt über von Vitalkräften und strahlt etwas Heilendes aus. Es spiegelt die Sonnenkraft tausendfach wieder.

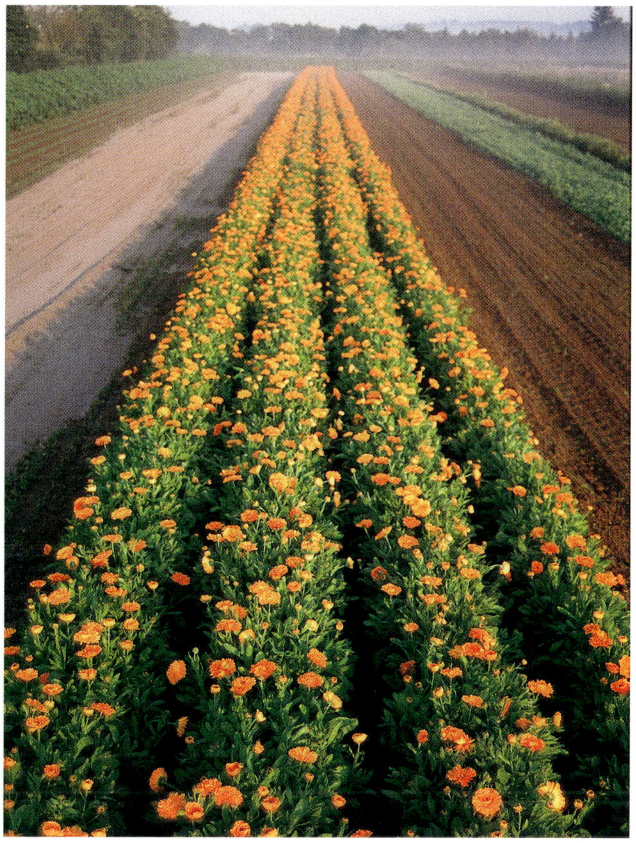

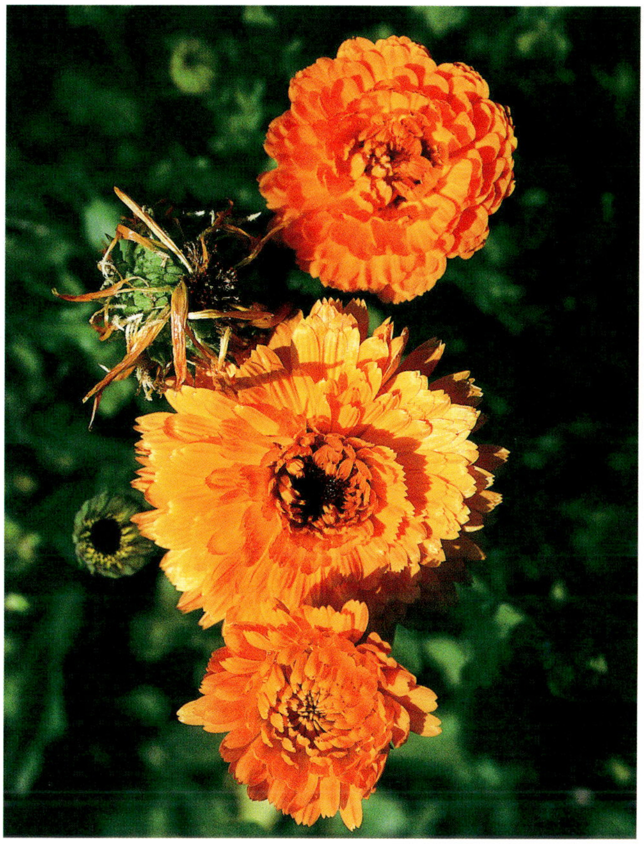

Die Heilkraft der Calendula ist jetzt tastbar, riechbar, schmeckbar, sichtbar und im Summen der Bienen, Hummeln und Schwebfliegen auch hörbar. Im Vergleich zu einem blühenden Feld mit Phacelia, dem blau-violett blühenden Bienensaug, ist der Bienenbesuch eher spärlich. Das hängt mit dem grellen Gelb zusammen, das den Bienen wohl eher unangenehm erscheint. Dafür kehren Schmetterlinge gerne saugend bei Calendula ein.

In den Farben des Feuers finden wir all die Gelb-Orange-Nuancen, die jetzt das Calendula-Feld überfluten, während die wilde Acker-Ringelblume mit ihrem doppelten Strahlenkranz ein eher schüchternes Zartgelb aussendet. Bei näherem Herabneigen zum Feld entdecken wir eine schier endlose Fülle an Gelbvariationen und an so genannten gefüllten und ungefüllten Blütenkörbchen. Als ob jeder Entwicklungsschritt der Calendula-Züchtung mit einer Pflanzenvertreterin dokumentiert sei, finden wir nicht nur Blütenkörbe mit verschiedenen Durchmessern von 3 bis 7 cm, sondern die Zahl der Zungenblütenkränze variiert von zwei bis neun. Eine weitere Variante liegt im Bereich der Scheibenblüte, die von Röhrenblüten besetzt ist: Von Hellgelb über Rot bis Dunkelschwarzbraun spielen warme Licht- und Feuertöne auf. Rückkreuzung nennt der Botaniker die Erscheinung, wenn bei gezüchteten Sorten Variationen der Eltern- oder Großelterngeneration zum Vorschein kommen und die aktuelle Zucht durchbrechen.

Im Calendula-Feld liegt also die Ringelblumen-Entwicklungsgeschichte wie ein aufgeschlagenes Schöpfungs-Buch vor uns.

Abb. 33: Die Hornkieselanwendung im Blattstadium verleiht dem Blühimpuls einen Schub.

Abb. 34: Ab Juli sind alle Entwicklungsstadien gleichzeitig sichtbar.

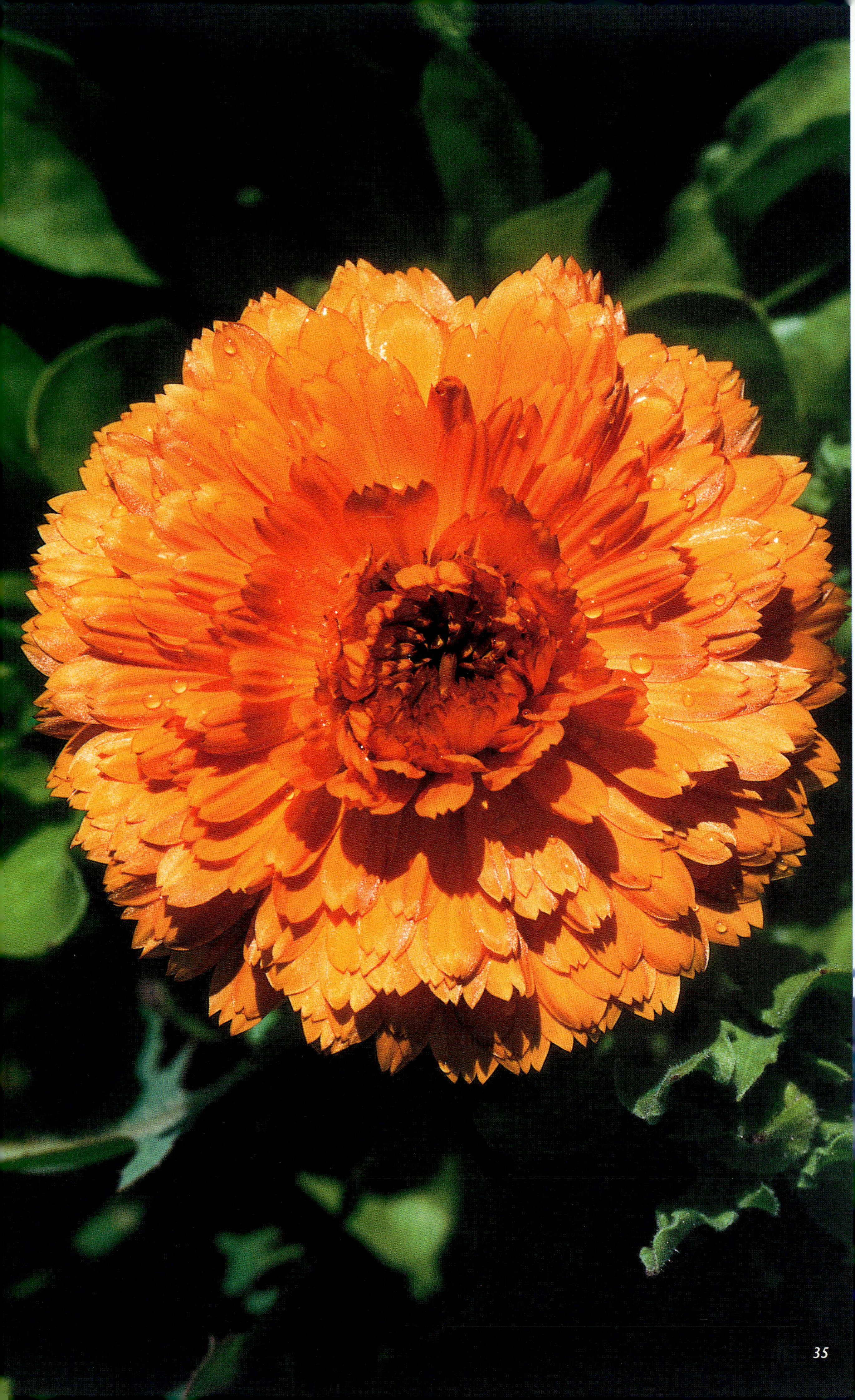

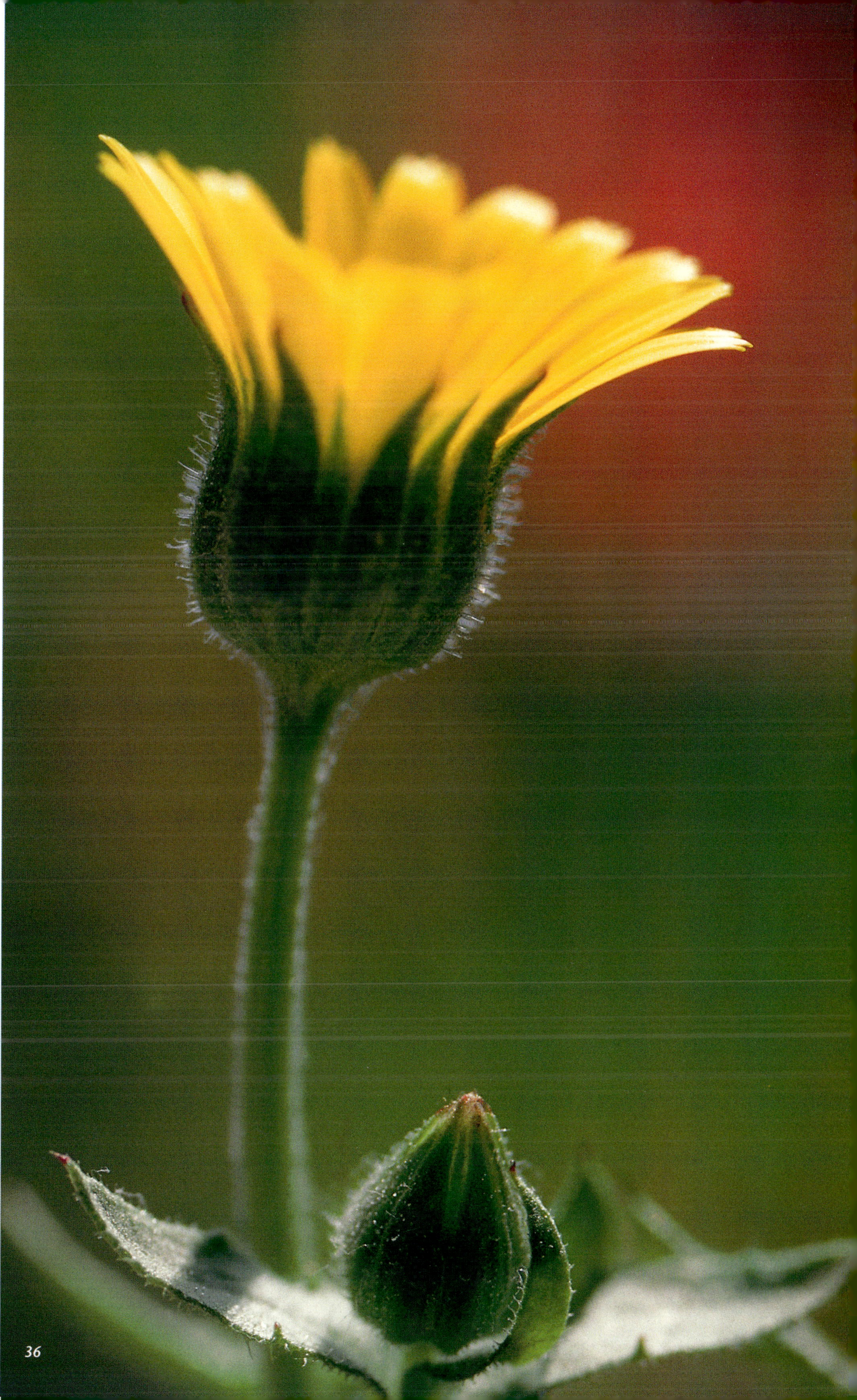

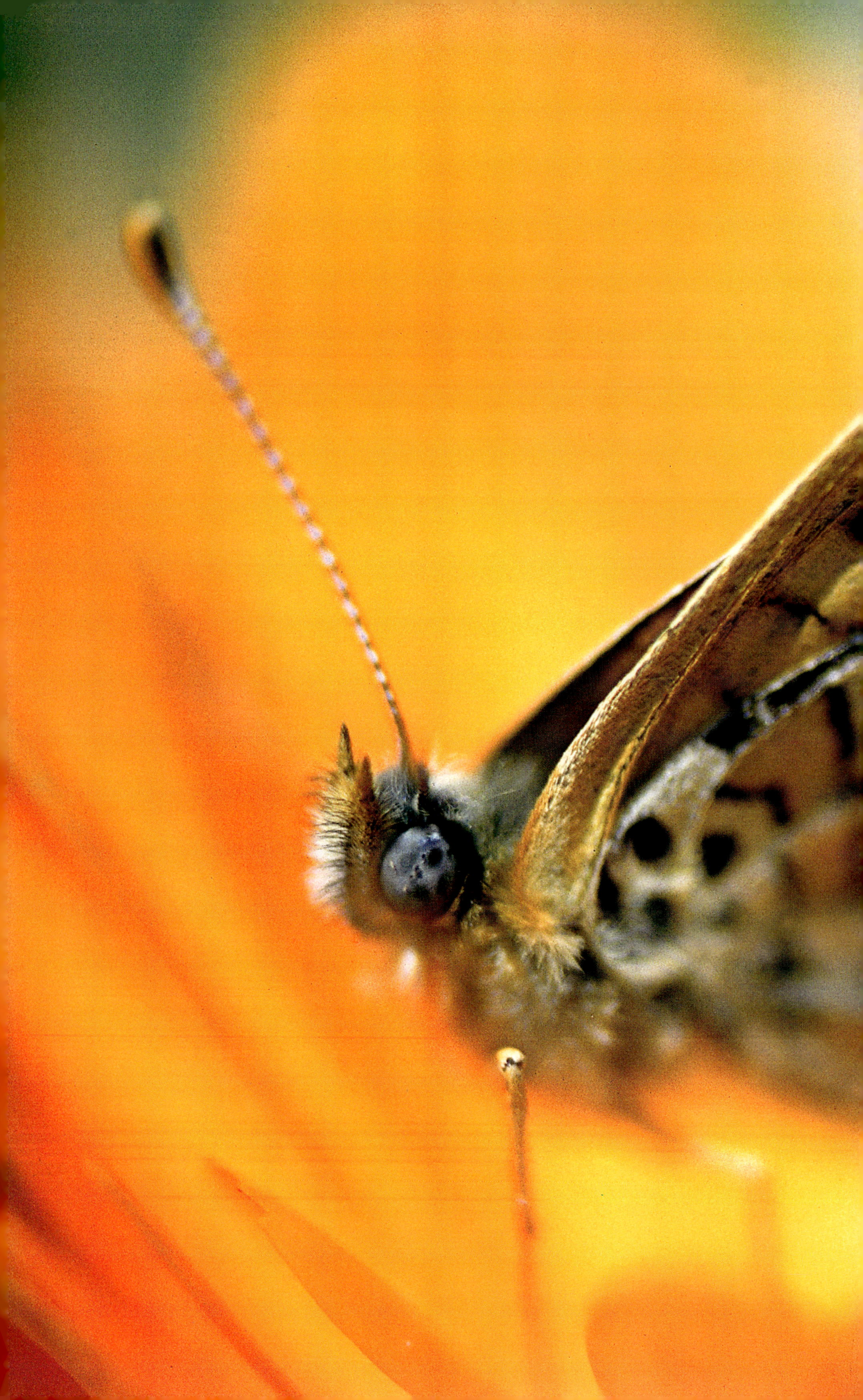

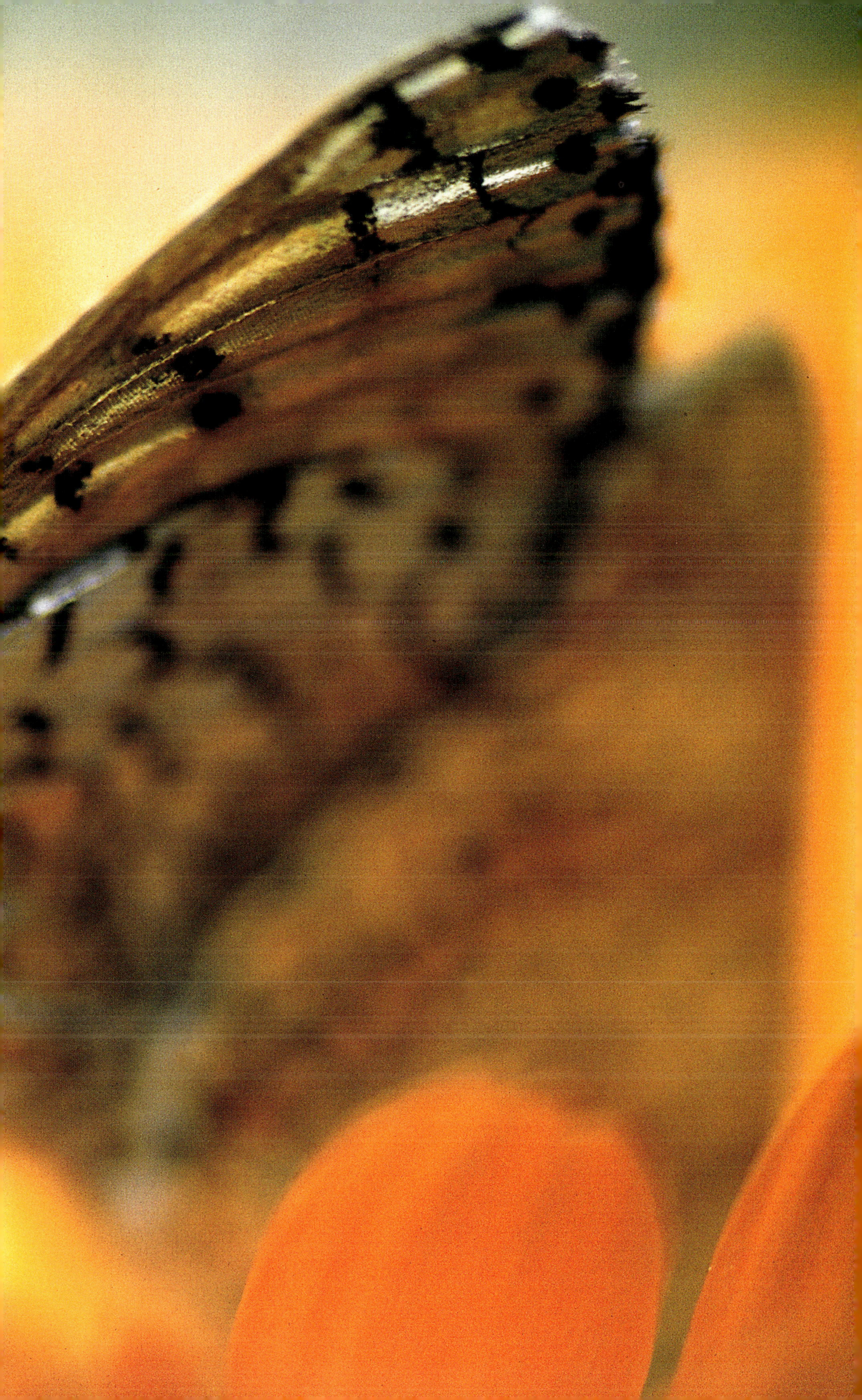

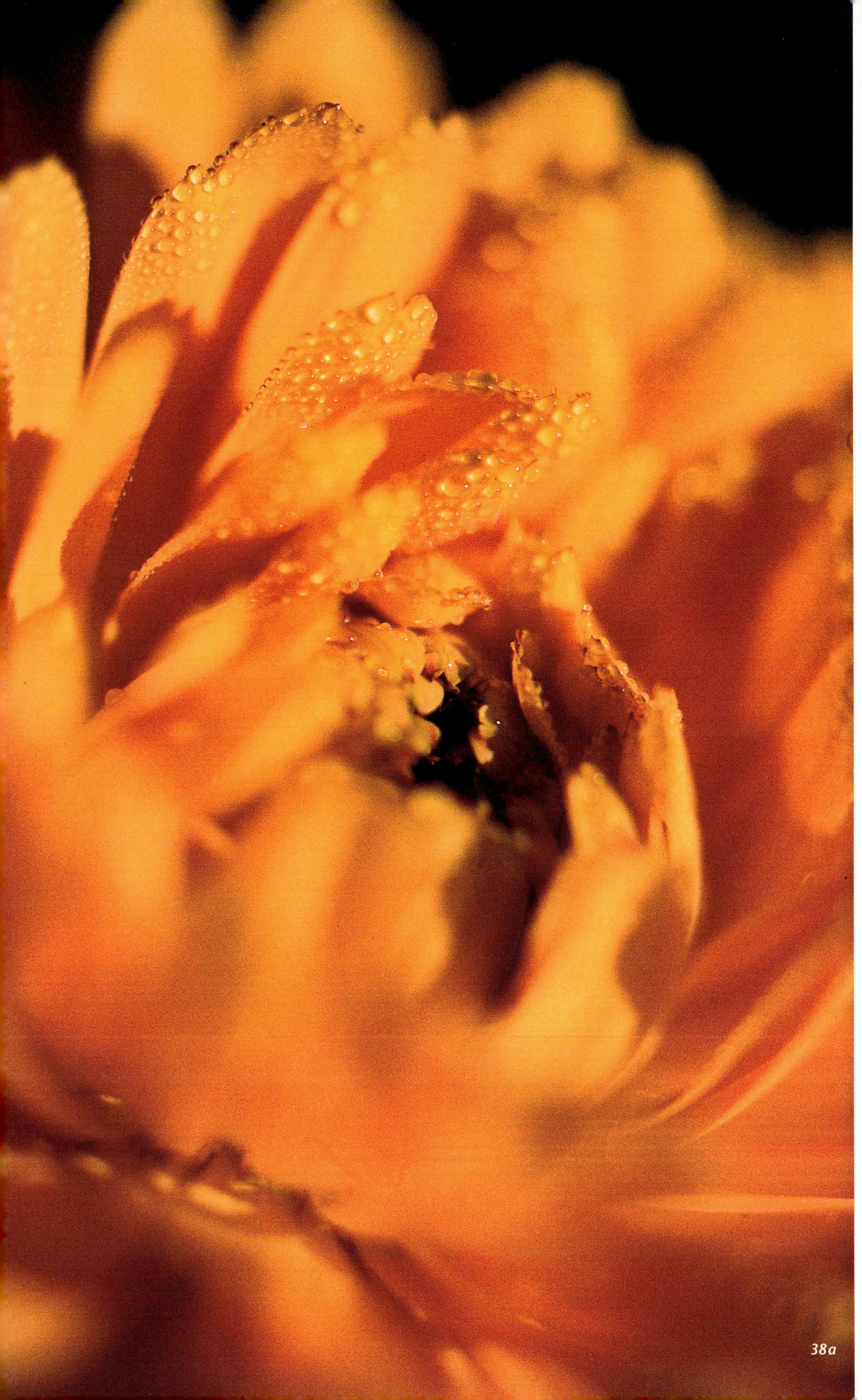

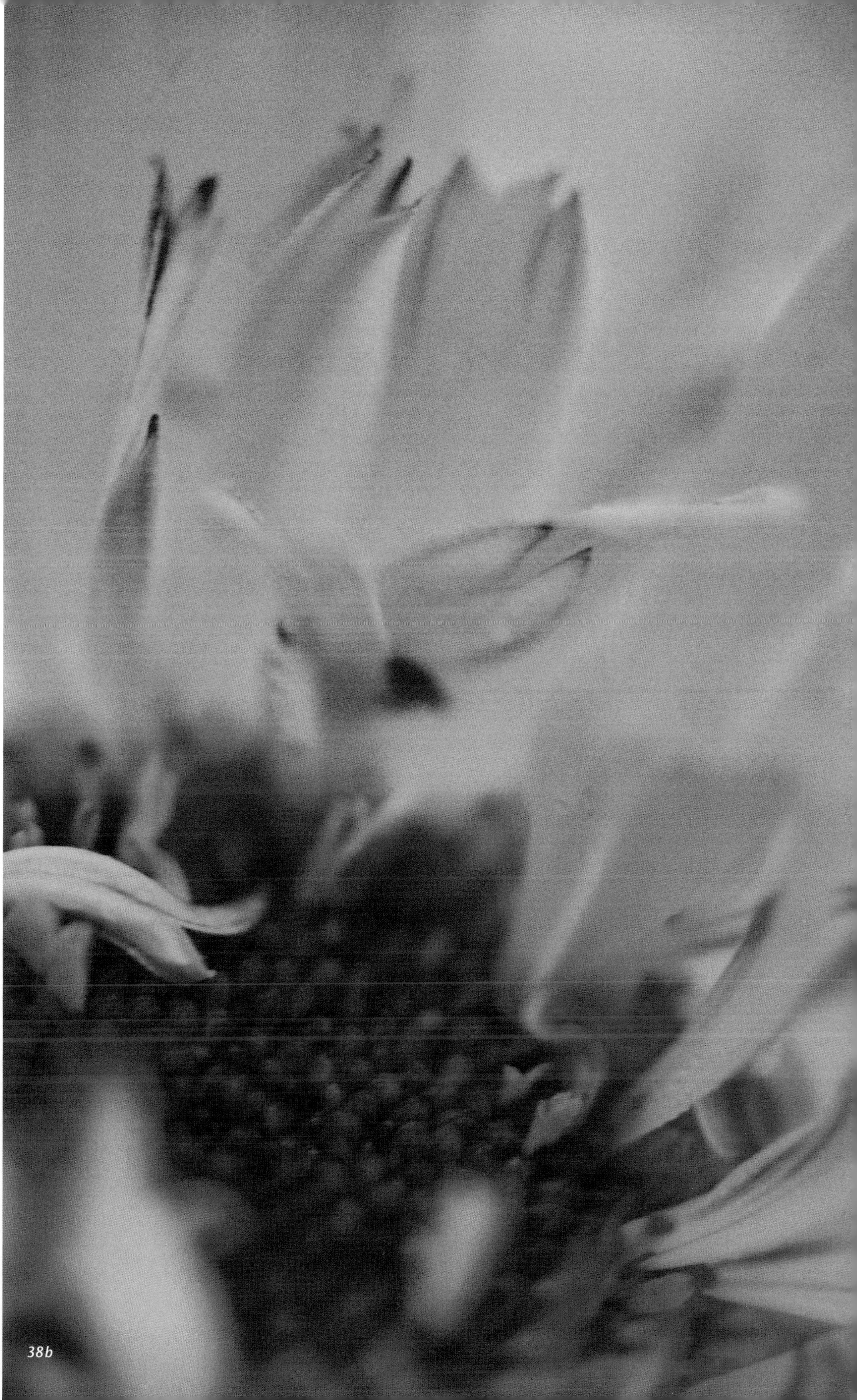

38b

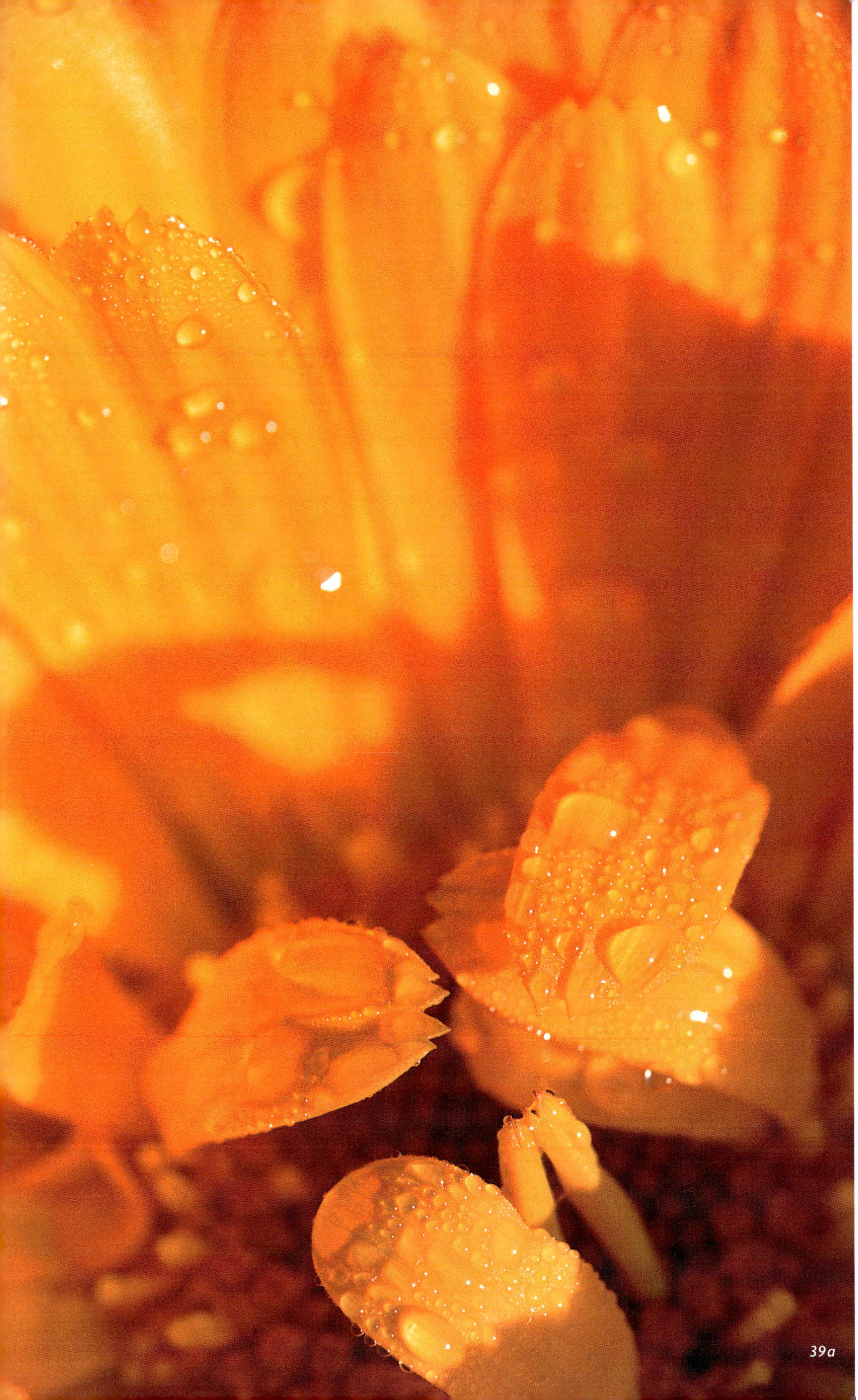

39a

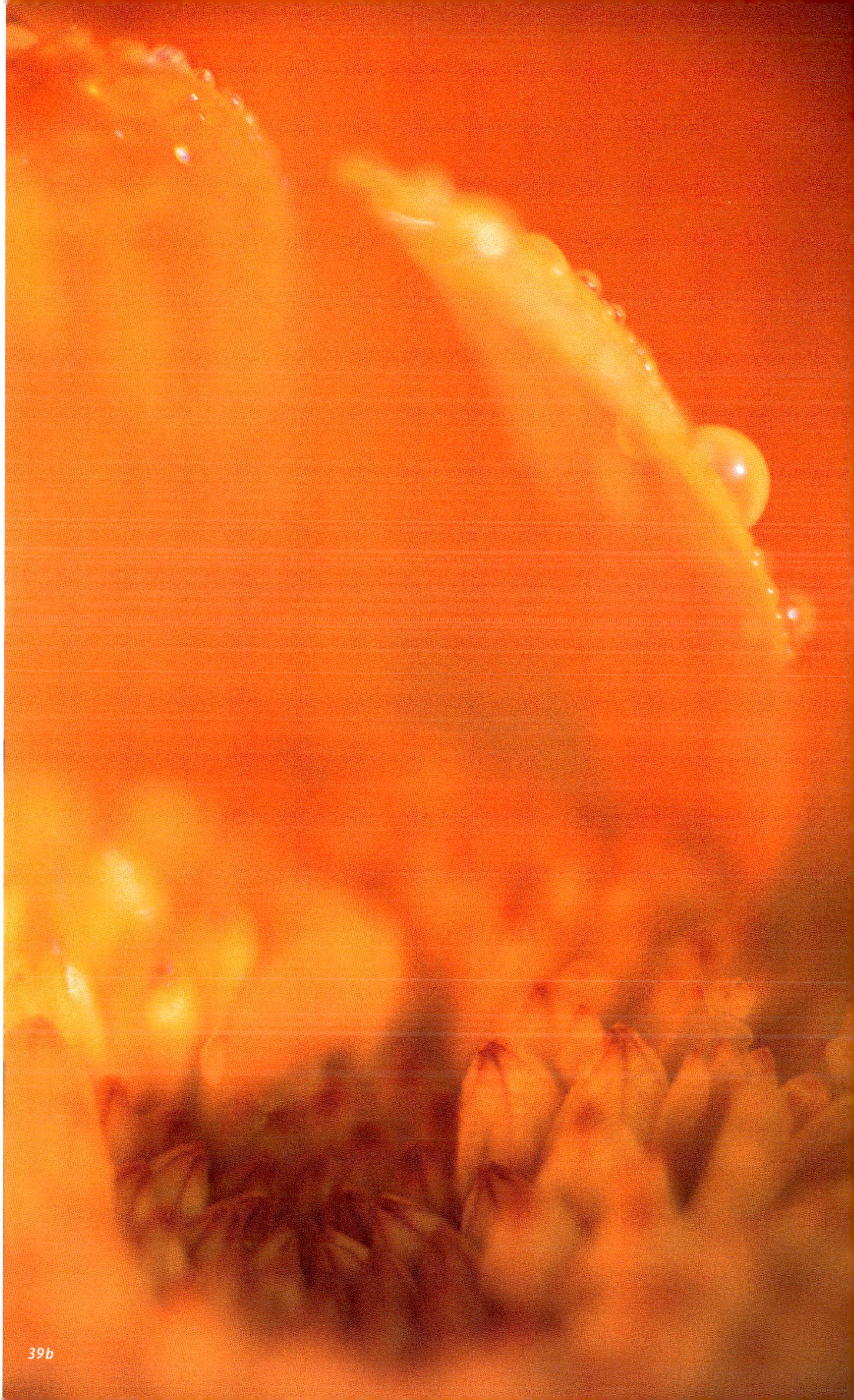

39b

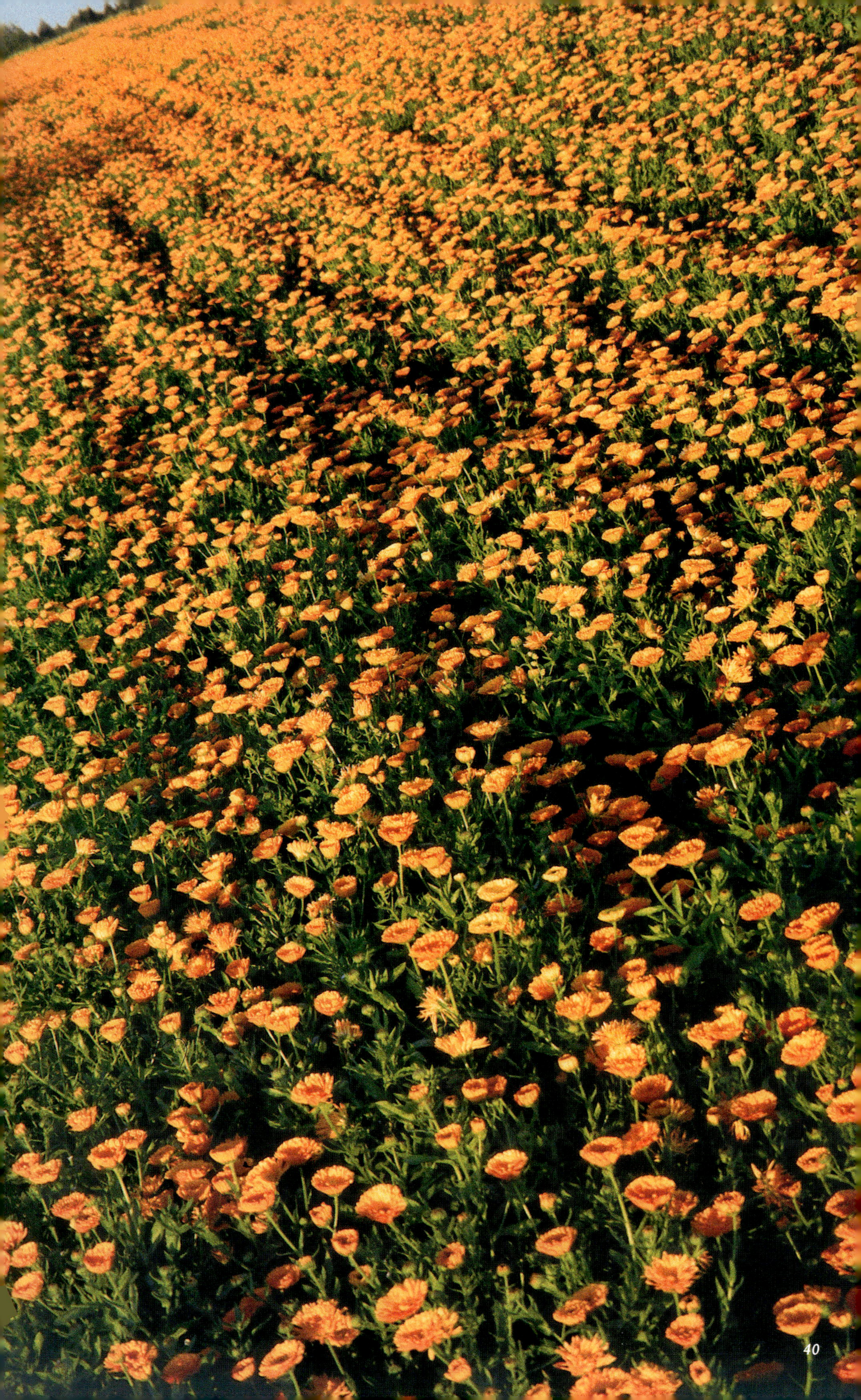

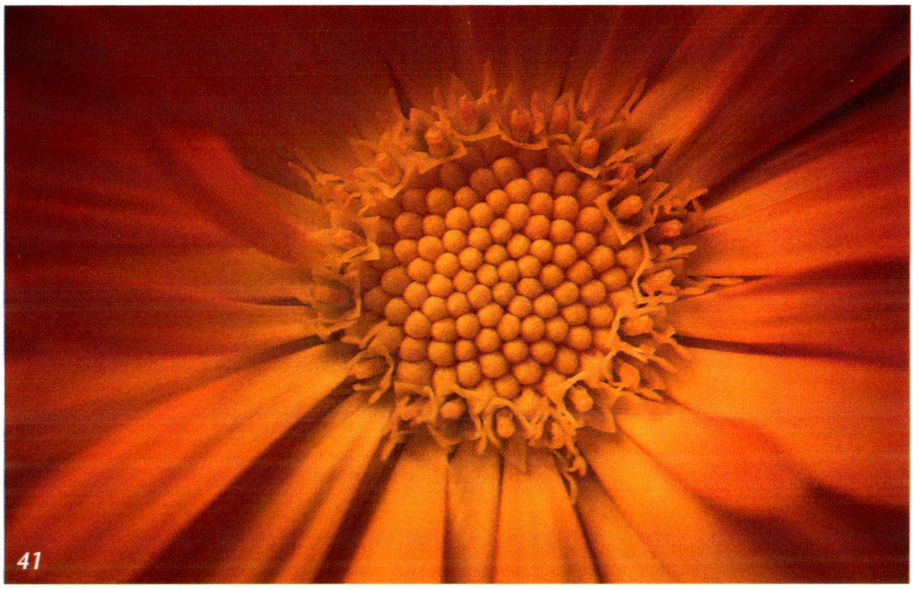

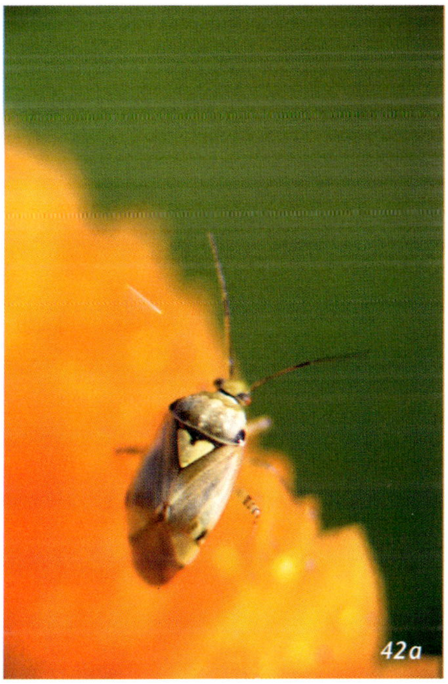

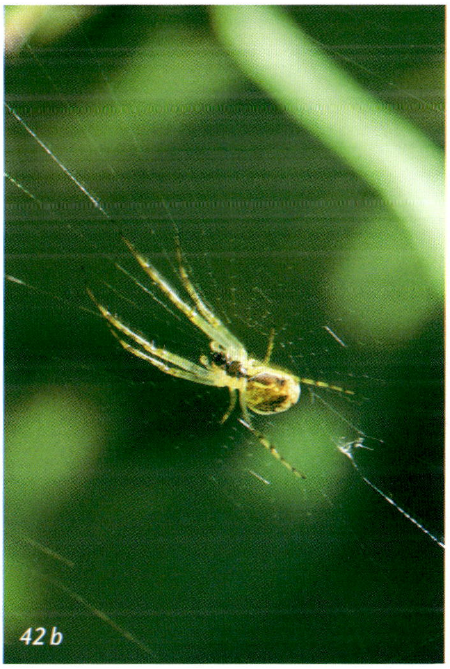

Abb. 35: Im Reichtum an Zungenblüten bei den gefüllten Sorten geht der Röhrenblütengrund unter.

Abb. 36: Betörend schlicht dagegen die ursprüngliche Calendula arvensis.

Abb. 37: Ein Schachbrettfalter nimmt im sonnendurchglühten Blütenkelch ein Lichtbad.

Abb. 38a und b: Die Calendula-Hochzüchtungen unterscheiden sich durch dezente Nuancen in der Farbgebung der Zungen- und Röhrenblüten.

Abb. 39a und b: Mikroskopisch fein gewölbte Papillom-Zellen schützen die Blütenoberfläche vor dem Aufquellen durch zu viel Regen, indem sie die Tropfen abperlen lassen.

Abb. 40: Im ruhigen Rhythmus von Wach- und Schlafbewegungen pulsiert das Calendula-Feld.

Abb. 41: Im Gegensatz zu den «asymmetrischen» Zungenblüten weisen die einzelnen Röhrenblüten die Symmetrie-Ebenen einer radiären Blüte auf.

Abb. 42 a und b: Insekten und Kerbtiere finden im Calendula-Feld einen Schutzraum.

Reife — Krönung des Lebens

Darf die Calendula ihren natürlichen Jahreszyklus leben, wie es die Acker-Ringelblume unbehelligt vom Menschen tut, dann werden wir Zuschauer neuer Prozesse.

Tröstliche Energie der Zeitlosigkeit

Öffnen und Einschließen, Abschließen, Bewahren und Loslassen sind innere und äußere Bewegungen der Entwicklungs- und Reifeschritte. Die Gleichzeitigkeit aller lebenspendenden Vorgänge und aller Sterbe- und Vergänglichkeitsabläufe mit dem Ausblick auf das Kommende lassen im Feld trotz aller sichtbaren Bewegung die tröstliche Energie der Zeitlosigkeit empfinden, so, als ob die Begrenzung unseres Seins im immer Wiederkehrenden aufgehoben sei und nur eines Bestand hätte: die Verwandlung.

Die Hektik, die das Wuchern ausgestrahlt haben mag, weicht einer friedvollen Ruhe, der Stille, die mit dem «Ja, so ist es» in tiefer Einheit schwingt. Endlichkeit und Unendlichkeit erscheinen nicht mehr als zwei gegensätzliche Pole wie Schwarz und Weiß, sondern fluten und durchdringen sich. Heilenergie west in, über, unter dem Calendula-Feld.

Noch einmal taucht die Farbe Grün auf. Dieses Mal quillt sie aus dem Blütenrand. Sie dringt durch das Zartgelb und Goldorange. Der Reifeimpuls, der sich im Blütenboden regt, verdrängt das leuchtend warme Licht der vollen Blüte. Unleugbar ruft das Grün hier nach dem dritten Akt, einem neuerlichen Stoff-Wechsel.

Kambiumkraft

Doch wer oder was steuert diesen Reifeimpuls? Im Grün west eine Kraft, die wir als *Kambiumkraft* bezeichnen können. Sie ist nicht zu verwechseln mit der materialisierten Zellschicht, die niemals sich zu teilen aufhört, solange dieses Zellgewebe lebt; aber sie äußert sich besonders deutlich in diesem teilungsfähigen Gewebe. Dieses ist nicht beschränkt auf den Gürtel im Spross bzw. Stamm, wo wir es mit dem Mikroskop als makrozellulare Strukturen entdecken können. Das wissen wir spätestens seit dem Praktizieren des Klonens. Doch die Energie, die das Klonen begleitet, ist eine andere. Sie setzt die alte Menschheitssehnsucht nach Unsterblichkeit fort, aber nun nach einer immer überschaubaren, überprüfbaren, wissenschaftlich kontrollierbaren Unendlichkeit, aus Angst vor dem Vergehen und aus dem Nichtwissen des Wie und Wohin. Klonen ist nicht das Problem des Entstehens neuer Sorten, sondern des nicht mehr Anerkennens der Tatsache, dass in der Endlichkeit und dem absoluten Aufgelöstwerden die Chance eines absoluten Neubeginns verborgen ist. Klonen vermeidet das Ausgehungertwerden am Trockenhang, das Ersticktwerden im dichten Gestrüpp, den Abschiedsschmerz und das Leid der Trennung, klonen vermeidet geistige Entwicklungsstufen.

Abb. 43: Während die Blütenblätter im Feuerprozess «aufgehen», treiben beschleunigte Stoffwechselvorgänge die Fruchtreife voran.

Die Kambiumkraft ist nicht im Reagenzglas messbar, aber sie ist vektoriell darstellbar. Rudolf Steiner hat von dieser Möglichkeit oftmals Gebrauch gemacht, und zwar in Gestalt von Pfeilen innerhalb seiner Wandtafelzeichnun-

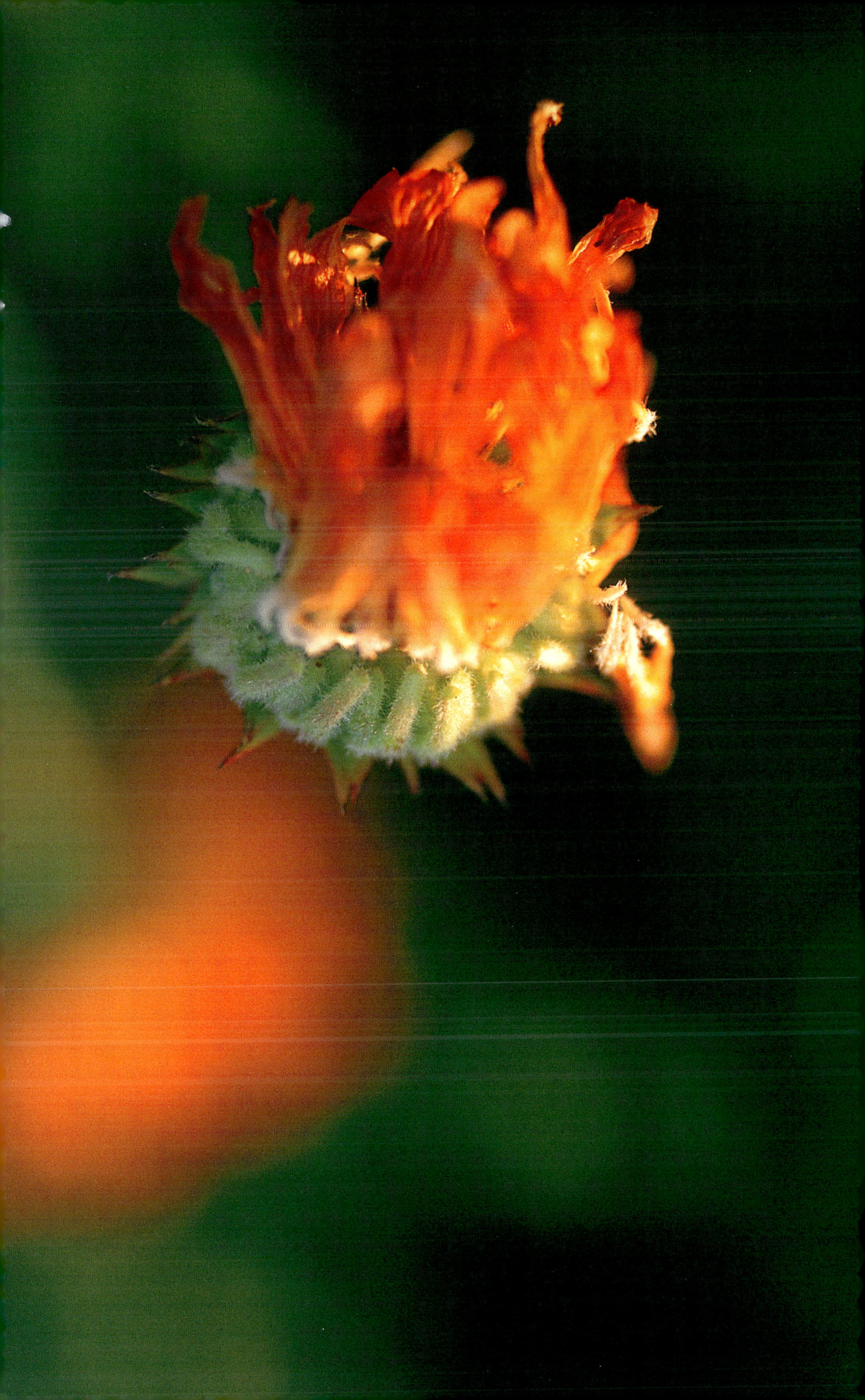

gen, mit denen er bei seinen Vorträgen seine Erkenntnisse über die irdischen und kosmischen, sich wechselseitig durchdringenden Urkräfte an Menschen übermittelte, die, wie er, erspürten, dass hinter der Manifestation aller Materie unaufhörlich das Geistige richtungsweisend und ordnend wirkt.

Himmelswirken

In seinem Vortrag am 31. Oktober 1923 schildert Rudolf Steiner die «Geburt» der Pflanzen. Er sagt da: «Der Lebenssaft bringt die Pflanze in Verbindung mit dem, was um die Erde herumkreist, mit dem luftig-feuchten Umkreis der Erde. Aber das Kambium, das bringt die Pflanze in Verbindung mit den Sternen, mit dem, was oben ist. Und da ist es nun so, dass in diesem Kambium drinnen schon die Gestalt der nächsten Pflanze entsteht. Das geht dann auf den Samen über und dadurch wird die nächste Pflanze geboren; sodass die Sterne auf dem Umwege durch das Kambium die nächste Pflanze erzeugen. Also die Pflanze wird nicht aus dem Samen bloß erzeugt – das heißt, sie wird natürlich schon aus dem Samen erzeugt, aber der Samen muss zunächst die Einwirkung vom ganzen Himmel haben.»

Und dieser Himmel wirkt. Wer das Gewimmel der zahlreichen Blüten beobachtet, nimmt wahr, dass nach drei bis vier Tagen manche abends nicht mehr «schlafen gehen». Sie sind von dem ständigen Auf und Zu des Tag-Nacht-Rhythmus wie erschöpft. Das Körbchen bleibt offen, und die Zungenblüten haben ihre Leucht-und Strahlkraft eingebüßt – ein sicheres Zeichen dafür, dass sich in diesen Blüten nun nach der Blütenentwicklung ein Reduktionsschritt anbahnt.

Verwandlung der Bilder in Nachbilder

Tempeln bei ihrem Entstehen beizuwohnen, ist das Höchste, was ein Mensch in der Natur erleben kann; es ist Kon-Templa-tion. Immer wieder werde ich mir bewusst, dass dem Sehen, Schauen, Wahrnehmen eine Zeit der Kontemplation folgen muss, welche die Bilder zu Nachbildern verwandelt. Tagelang saß ich am Calendula-Feld, bis ich den Eindruck hatte: Jetzt hast du alles gesehen, jetzt, wirst du nicht mehr dem morgendlichen Weckruf der Vögel um vier Uhr folgen, jetzt wirst du ausschlafen, wie ein normaler Mensch. – Doch dann kamen Bilder, und ich wusste nicht, war es noch im Traum, im Dämmern, war ich hellwach? Sie glichen den Nachbildern, die entstehen, wenn man sich z.B. in ein grünes Farbfeld vertieft, die Augen schließt und danach Rot vor sich hat. Ich möchte hier im Buch diesen Schritt vom Bild zum Nachbild gemeinsam mit Ihnen vollziehen. (Baruch L. Urieli hat darüber geschrieben. Siehe Literaturverzeichnis.)

Abb. 44: Die Vergänglichkeit der Blüte wird überwuchert von der Zeitlosigkeit der Frucht.

Abb. 45: Der letzte streifende Abendsonnenstrahl lässt den Blütenkelch in einem fast unirdischen Licht erglühen.

Als ob den Zungen und Röhren die Kraft entzogen würde, die nach Erfüllung ihrer Aufgabe, Insekten zur Bestäubung anzulocken, überflüssig geworden ist, trocknen sie binnen weniger Tage aus. Sie rollen sich ein, verlieren an Leuchtkraft und haften dennoch mit einer nicht zu übersehenden Trauer an dem, was an nachdrängendem Lebenswillen folgt. Es ergeht ihnen wie einst den Samenhüllen, die tagelang an den schon deutlich eigenständigen Keimblättern kleben. Das Haften als Charakteristikum von Calendula setzt nochmals ein deutliches Lebenszeichen.

Dann aber strömt in das Grün der Impuls des Schließens; es erstirbt, und

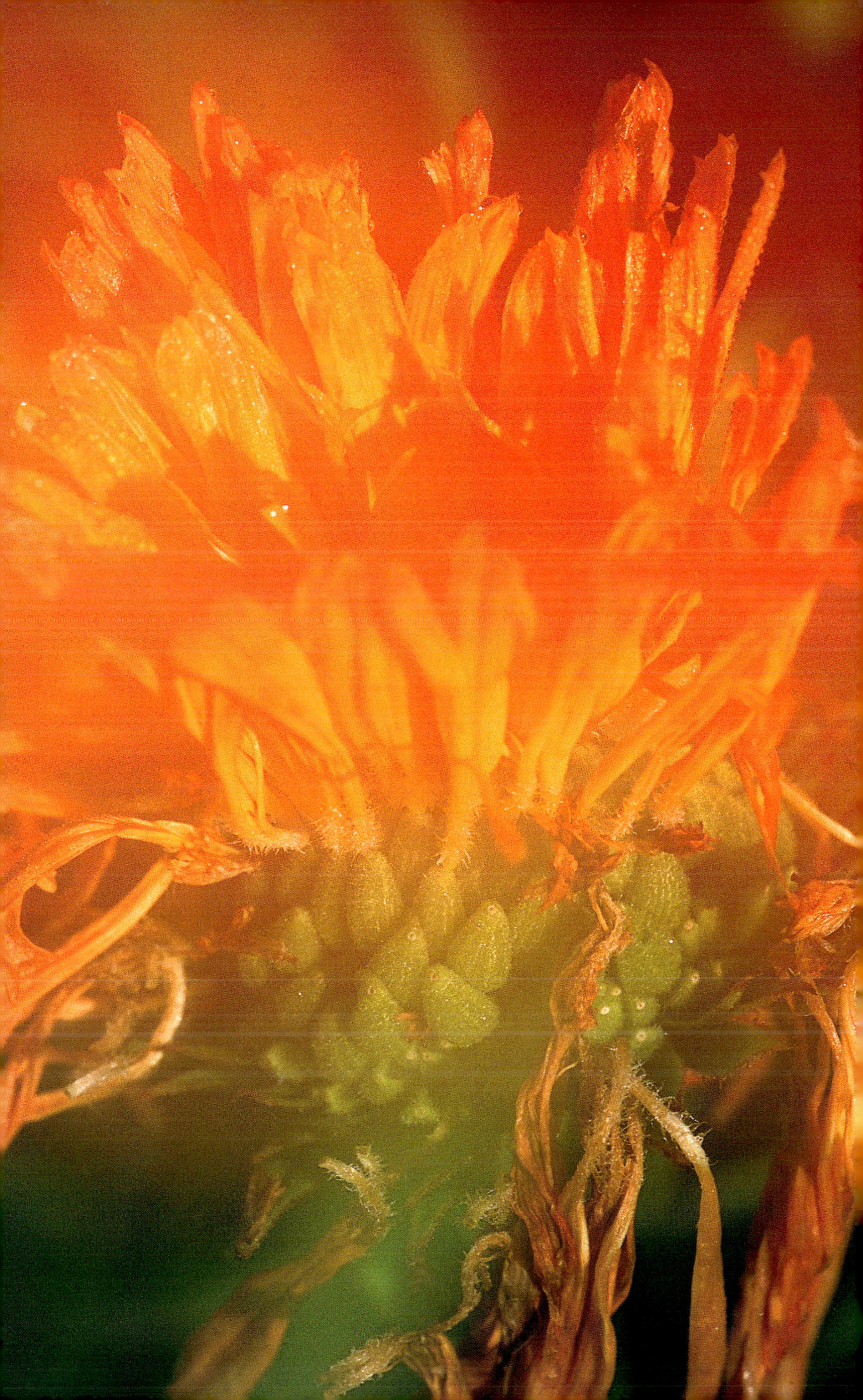

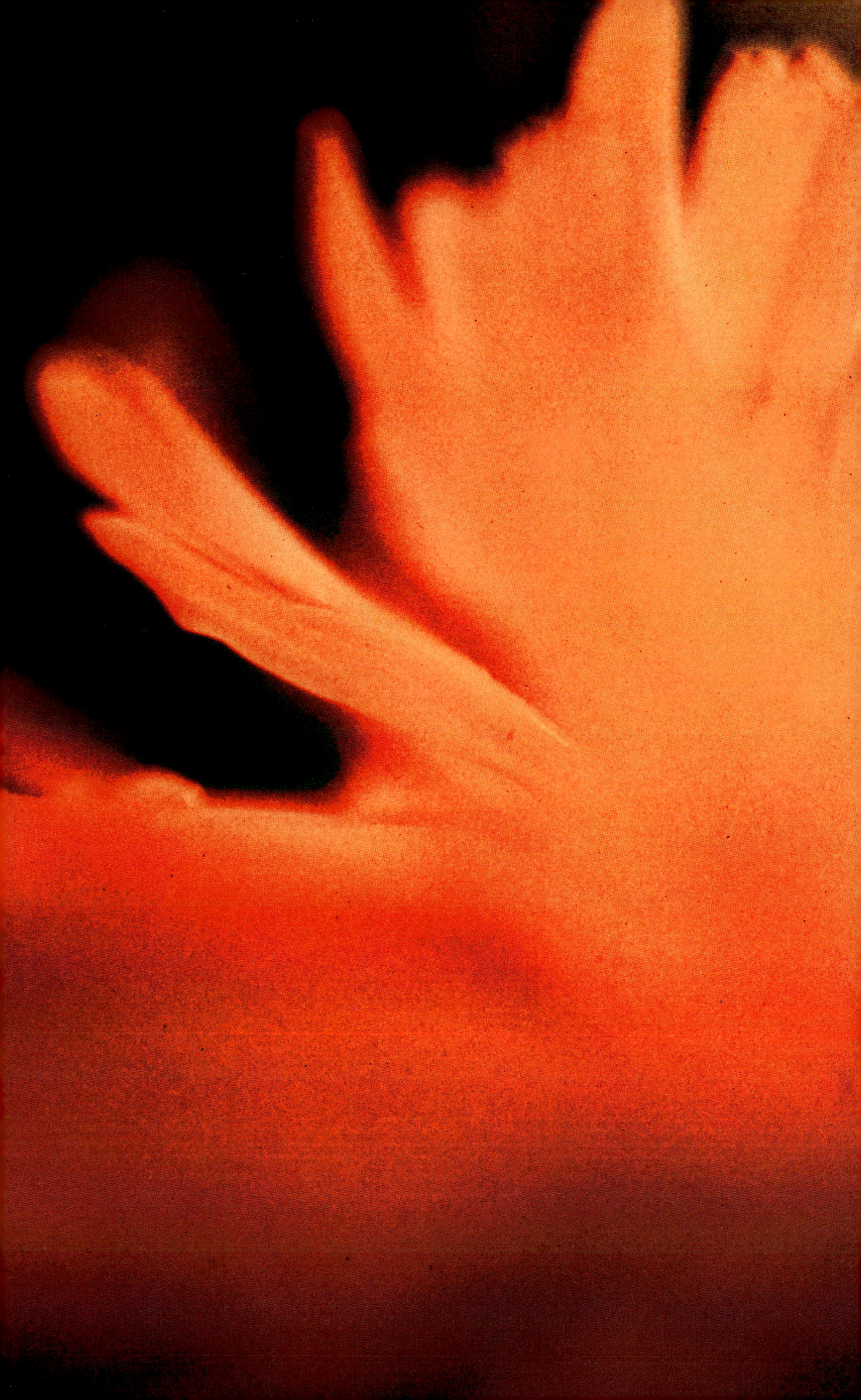

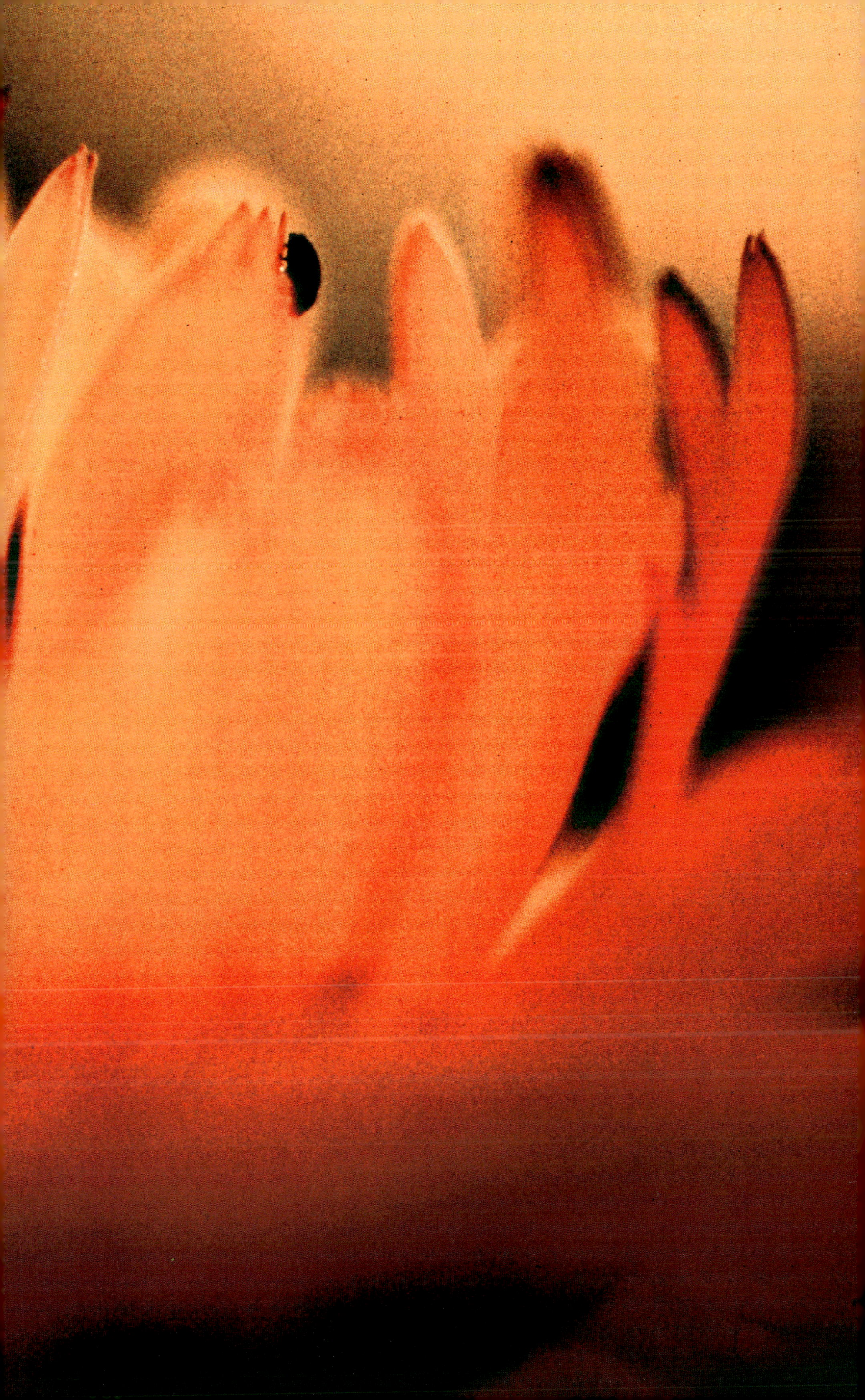

ein neuer Einfluss macht sich geltend, der sich in einem Goldbraun zeigt. Gleichzeitig erstarkt die Form zur Dauer, zum Überdauern und isoliert sich. In der schützenden, bergenden Gemeinsamkeit des Körbchens ereignet sich die Trennung vom Mutterboden, das Fallen aus der «Nestwärme». So geht der große gemeinsame Sommer mit seinen langen Sonnenstunden und klaren Sternennächten zu Ende.

Das ist reales Bild, mit allen Sinnen erfahrbar. Und welches Nachbild leuchtet daraus auf?

Requiem

Inmitten des Requiems bricht etwas nie Gesehenes durch: die Krone, die Krönung dieses Calendula-Lebens, und Ringula zeigt sich, wie keine andere Pflanze, als wahre Königin.

Phallisch ragen die Spitzen des Kronensaumes auf, die offenen, wiegengleichen Mutterschöße schützend, die alle im innersten Blütenblattkreis die spiraligen Kinder bergen. Ein großes Einfalten stellt die letzte Metamorphosestufe dar. Prozesse, die noch zuvor gleichzeitig abliefen, ruhen räumlich und zeitlich ineinander gefaltet, vor unseren Augen verborgen. Uns bleibt nur das Nachbild des Geschehens. Die Dreifaltigkeit aus Vater, Mutter und Kind erfuhr ich am Rande des Calendula-Feldes als geistiges Nachbild der Fülle eines Calendula-Jahres.

Dreifaltigkeit aus Vater, Mutter und Kind

Fruchtreife bedingt, wie jeder Reifungsschritt im Leben, ein Aufbrechen der Grenzen, ein Lösen der umhüllend bergenden Schichten, ein Sich-Zurückziehen auf den Kern und dort ein Auflösen, bevor neue Strukturen mit neuen Grenzen entstehen. Besteht nicht all unsere Angst vor dem Sterben in der Angst vor diesen Prozessen, in der Angst vor dem Sich-zurückziehen des Lebens. Alle Kraft zieht sich zurück. Wohin? In einzelne Stärke- und Eiweißmoleküle? In den Spross? In die Kristallisation? In Siliciumatome? In Carbonat- oder Nitrat- Moleküle?

Was ist Frucht? Was ist Same?

Erde zu Erde . . .

Still ist es geworden im Bauerngarten: Die Rüben und Kartoffeln lagern im Keller, die Bienen sind im Korb. Zwischen Winterkraut und Rosenkohl blühen noch vereinzelte Ringelblüten. Doch vergessen sind sie nicht. An Allerheiligen bringt die «Totenblume» noch einmal Licht aufs Grab und in die Erinnerung. Ringelblumen auf dem Grab gehörten Jahrhunderte lang genau so zum bäuerlichen Alltag wie Ringelblumen-Salbe, Arnika-Tinktur und Lindenblüten-Tee. Und ein oder zwei Hühnernelken, wie sie im ländlichen Sprachgebrauch auch heißen, bleiben immer zum Aussamen in einer Gartenecke stehen.

Abb. 46: Vergängliches Grün, vergängliches Feuerrot und Sonnengelb wichen steingrauer Zeitlosigkeit.

Genau diese beiden Calendula-Relikte interessieren uns. Was geschieht, wenn der grüne Lebenssaft vertrocknet ? Wenn das Drängen und Ringeln erstarrt? Wenn der Früchtekorb geleert, die Krone zerfallen ist?

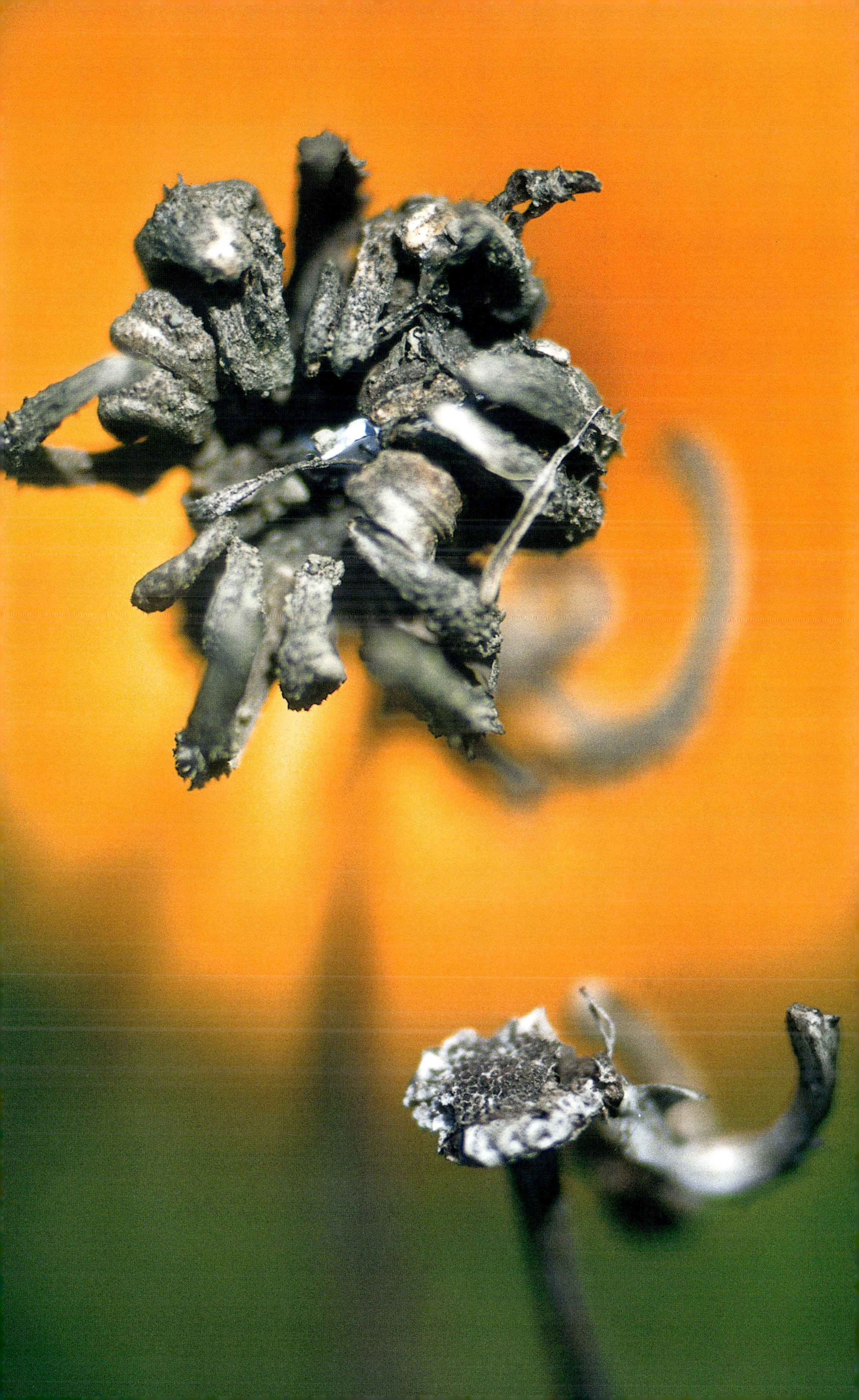

Harte Samenhüllen

Wie die Elemente Wasser, Luft und Licht mit ihren Impulsen die Calendula durchdringen , erlebten wir viele Sommermonate lang. Ab Spätherbst vereinen sich die Luft-und Erdenkräfte und lassen das Mineralische zutage treten, das bisher als nährende Lösung die ganze Pflanze durchströmte. Wir kennen den Vorgang bei der Bildung der harten Schale zum Beispiel bei der Walnuss oder der «Stein»-Schale als Samenhülle beim Steinobst und haben bei der Fruchtbildung bei Calendula in feinster Ausprägung die Verwandlung von gelöster Kieselsäure in die isolierende Silikat-Struktur erfahren.

Ebbt der Prozess der Photosynthese aufgrund mangelnder Lichtintensität ab, so tritt eine Reduktion im Wasserhaushalt ein; die Pflanze beginnt zu vertrocknen, und die Inhaltsstoffe der einstigen Lösung kristallisieren aus, sofern sie anorganische Verbindungen darstellen, während die Zuckerlösung in Inulin und Stärke verwandelt und Letztere in speicherungsfähigen Stärkekörnern abgelagert wird – soweit sie nicht zum Aufbau von Nukleinsäure, Proteinen oder anderen lebenspendenden und lebenerhaltenden Grundbausteinen im Samen zur Verfügung stehen müssen. Luftkräfte äußern sich in Oxidbildung und Reduktionsprozessen, die Erdkräfte scheinen das einseitige Entgleisen zu verhindern. Erde ist die Wandlungsphase der Mitte; in allen Lebensprozessen hält sie das instabile Gleichgewicht aufrecht. Sie wird, wie wir gesehen haben, genährt durch die Wandlungsphase Feuer, durch die Wärme-und Sulfurprozesse.

Holzbildung oder Aussalzen der mineralischen Stoffe

Im Pflanzenreich gibt es zwei Weisen, auf Wasserentzug zu reagieren. Entweder tritt, wie bei den mehrjährigen Stauden, Büschen und Bäumen, Holzbildung ein, oder die Zellstruktur bricht auf, und die Mineralien «salzen» aus. Diese Entwicklung führt bei einjährigen Pflanzen – und zu ihnen zählt ja Calendula – zum organischen Abbau. Die Nahrungsbausteine kehren in neuer Form und angereichert mit Pflanzenenergie in den Kreislauf zurück, dem sie entstammen. Erde zu Erde …!

Wenn die Zellstruktur zerfällt, kommen die gerüstbildenden Bestandteile zum Vorschein. Wie bei zahlreichen Pflanzen finden wir im Skelett von Calendula Kieselsäure, Siliciumdioxid, und ihre Salze, die Silikate. Den «Kern» bildet ein Siliciumatom. Silikate haben die außergewöhnliche Fähigkeit, verschiedenste Kristallgitter-Strukturen aufzubauen, in deren «Lücken» andere Elemente eingelagert werden können. Damit eröffnen sie die Möglichkeit, als elektrische Leiter oder Halbleiter, das heißt als Informationsüberträger zu dienen.

Sowohl pflanzliches als auch tierisches und menschliches Gewebe baut auf der stützenden Funktion der Siliciumverbindungen auf. Bereits im Grünstadium ist der rauhe Silikatanteil im Schachtelhalm leicht tastbar, und niemals könnte ohne die formstabilisierende Kraft der Silikate bei der Feingliedrigkeit seiner haarfeinen Verzweigungen der stabile Stockwerkbau zustandekommen.

Abb. 47: Runen-Sprache.

Aus feinstem Siliciumdioxid bestehen die Diatomeen-Schalen der Kieselalgen. Diese mikroskopisch kleinen Meerestiere sind der Hauptbestandteil des

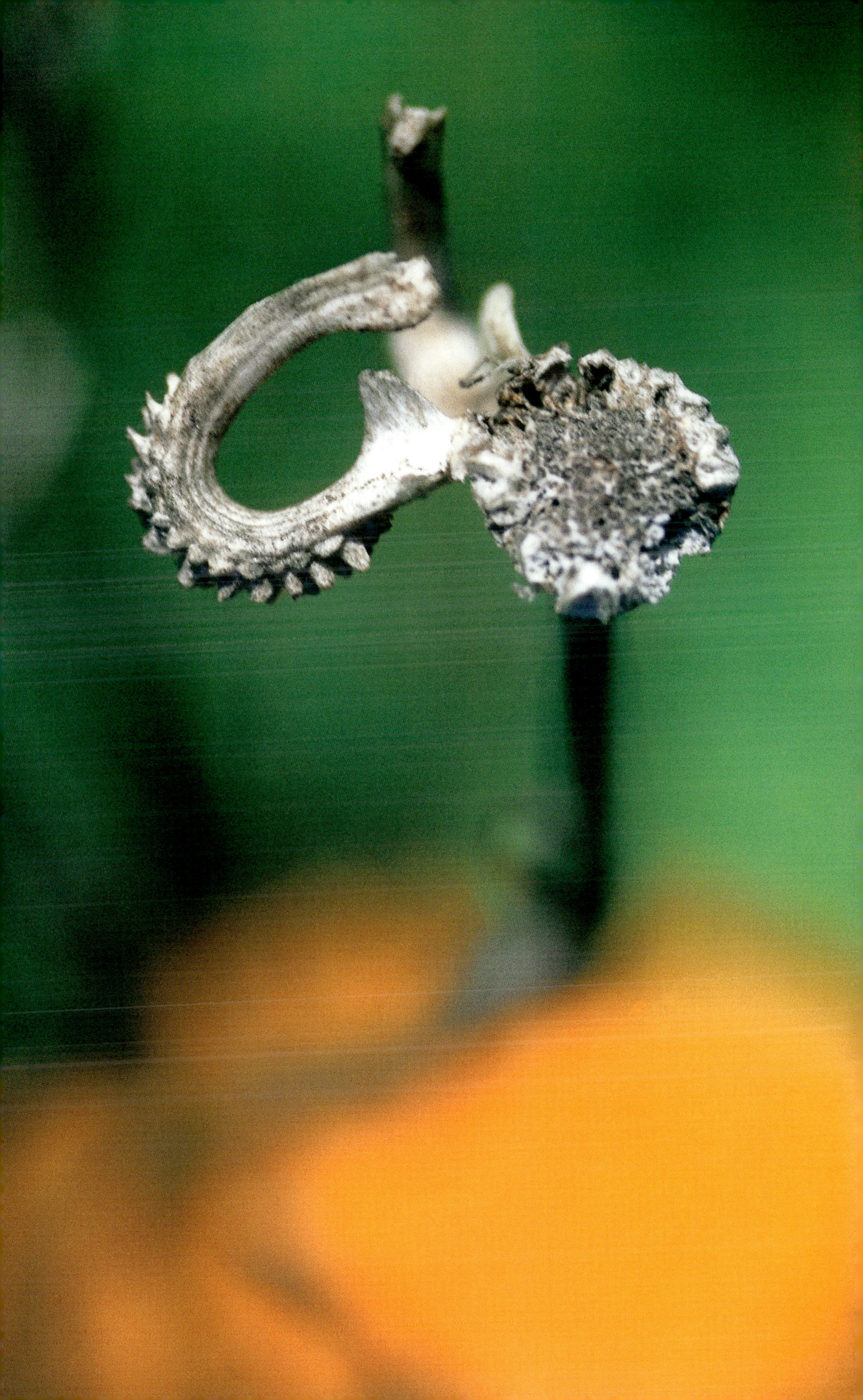

ozeanischen Phytoplanktons. Den braunen Einzellern ist ein Kieselsäurepanzer aufgelagert, der an die Samenhüllen von Calendula erinnert, denn auch bei den Diatomeen wirkt die hauchfeine Schale isolierend. Außerdem herrscht eine fast unüberschaubare Mannigfaltigkeit an Zellformen, bedingt durch die verschiedenen Kristallgitter, in denen sich die Kieselsäuremoleküle verketten können. Für die Homöopathie liefern die Diatomeen den wichtigsten siliciumhaltigen Ausgangsstoff.

Das Kieselsäure-Arzneimittel «Silicea»

Homöopathisch potenziert liegt die Energie dieses Kieselsäurearzneimittels in «Silicea» vor. Aber selbstverständlich nehmen wir mit der durch Potenzierung verarbeiteten Calendula auch deren spezifische Kieselsäurewirkung auf.

Kieselsäure ist nach R. Steiner mineralisierte Lichthaftigkeit. Die lichtvollste Kristallform des Siliciumdioxids strahlt aus der Erdentiefe als Bergkristall. Laut neuester wissenschaftlicher Untersuchungen der Universität Göttingen und der Carnegie-Institution soll der innerste Kern der Erde aus einem massiven Kristall von 1200 km Durchmesser bestehen. Welche Fülle an unausgeschöpfter Information ist hier geborgen? Und was dringt davon an die Erdoberfläche? 1924 entdeckte Anna Mitchell-Hedges während der Ausgrabungen bei Kubaantun, der Maya-Stadt, die lebensgroße Nachbildung eines menschlichen Schädels aus reinem Bergkristall. Insgesamt wurden 13 solcher Schädel gefunden; sie gelten als Informationsträger auf einer höheren Bewusstseinsstufe. Silicium gibt neue Rätsel auf.

Silicium hat im Kieselsäurezustand die Fähigkeit, mit vielen chemischen Elementen Verbindungen einzugehen. In der Phase der Auflösung der Strukturen tritt zutage, was vom ersten Lebenstage an die feinen Saugwurzeln aus der Erde an Mineralischem aufgenommen haben und was bisher als Lebenssaft die Calendula speiste und formte. Insofern die Ringelblume als Frischpflanze zu Heilzwecken verwendet wird, sind diese Stoffe in ihrer organisch gebundenen Form selbstverständlich in allen Calendula-Essenzen, -Ölen und -Tinkturen angereichert. Beim Betasten und unter Zuhilfenahme eines Vergrößerungsglases erkennen wir an der Oberfläche der dunkel-schwarzbraun verwelkten Blätter und Sprosse der Calendula auch winzige weiße Kristalle. Sie sind ein Konglomerat alles Mineralischen, das einst die Pflanze durchströmte.

Silikat-Strukturen

Im Magnesium als dem Zentrum des Chlorophylls liegt das Anorganische organisch aktiviert vor (analog dem Eisen im menschlichen Hämoglobin, dem Blutfarbstoff) und wird erst nach Zerfall des Chlorophylls zur Verbindung mit Siliciumoxid frei. Erinnern wir uns daran, dass, bedingt durch Mangan, die Asche der Calendula grün ist, dass bei der Photosynthese stets der Lichtträger Phosphor im Spiel ist, dass Blütenwärmeprozesse immer mit Sulfur, Schwefel, in Verbindung stehen, dass das gebundene Kohlendioxid Carbonate bilden und die Kieselsäure als Siliciumdioxid mit all diesen Elementen Verbindungen unterschiedlichster Raumstrukturen eingehen kann, dann ahnt man, dass am Ende eines Calendula-Jahres sehr komplexe Silikatstrukturen vorliegen.

Heilwirkungen

Ergänzen müssen wir in unserer Vorstellung die Tatsache, dass alle Abkömmlinge der Kieselsäure vielerlei Kristallgitter aufweisen, sodass sie je nach ihrer Verkettung als Schicht-, Gerüst-, Insel-, Ring- oder Kettensilikate bezeichnet werden. Je nach ihrer Gitterstruktur, Verkettung und Verbindung mit anderen anorganischen Elementen üben die Silikate ganz verschiedene Heilwirkungen auf gestörte menschliche Strukturen und Prozesse aus, sowohl im Körperlichen als auch im Geistig-Seelischen. Wobei zu beachten ist, dass kristalline Strukturen, wie sie in der Mineralisierungsphase auftreten, stets zu klaren Verhältnissen führen. Außer in der Homöopathie wurde dem bisher in Verbindung mit Calendula keine große Beachtung geschenkt.

Schichtsilikate wirken schützend, indem sie die Abgrenzungskräfte stärken. Sie zeigen quer zur Schichtung eine sehr schlechte Energie- und Wärmeleitfähigkeit, weshalb sie als Isolatoren, aber auch in der Halbleitertechnik Anwendung finden. Sie sind geeignet, von außen einwirkende Energieformen abzuhalten, während der Energiefluss im Inneren unbeeinträchtigt bleibt. Dieses Phänomen trifft auf die Calendula- Frucht in besonderem Maße zu, denn die isolierende Schicht der Samenhülle ist dünn, und ein zusätzliches Luft-Wärmepolster wird nicht angelegt, auch nicht ein organischer Wärmespeicher aus Schleim-und Quellstoffen.

Wie lange die skelettierte Ringelblume im Bauerngarten noch überdauert, hängt vom Winter ab, davon, ob eine Schneelast sie niederdrückt und wie warme und frostige Tage wechseln. Mitunter überdauert sie in ihrer «Erstarrung» sogar den Winter und landet im Frühjahr auf dem Kompost , wo sie mineralisierend düngend noch immer segensreich weiterwirkt.

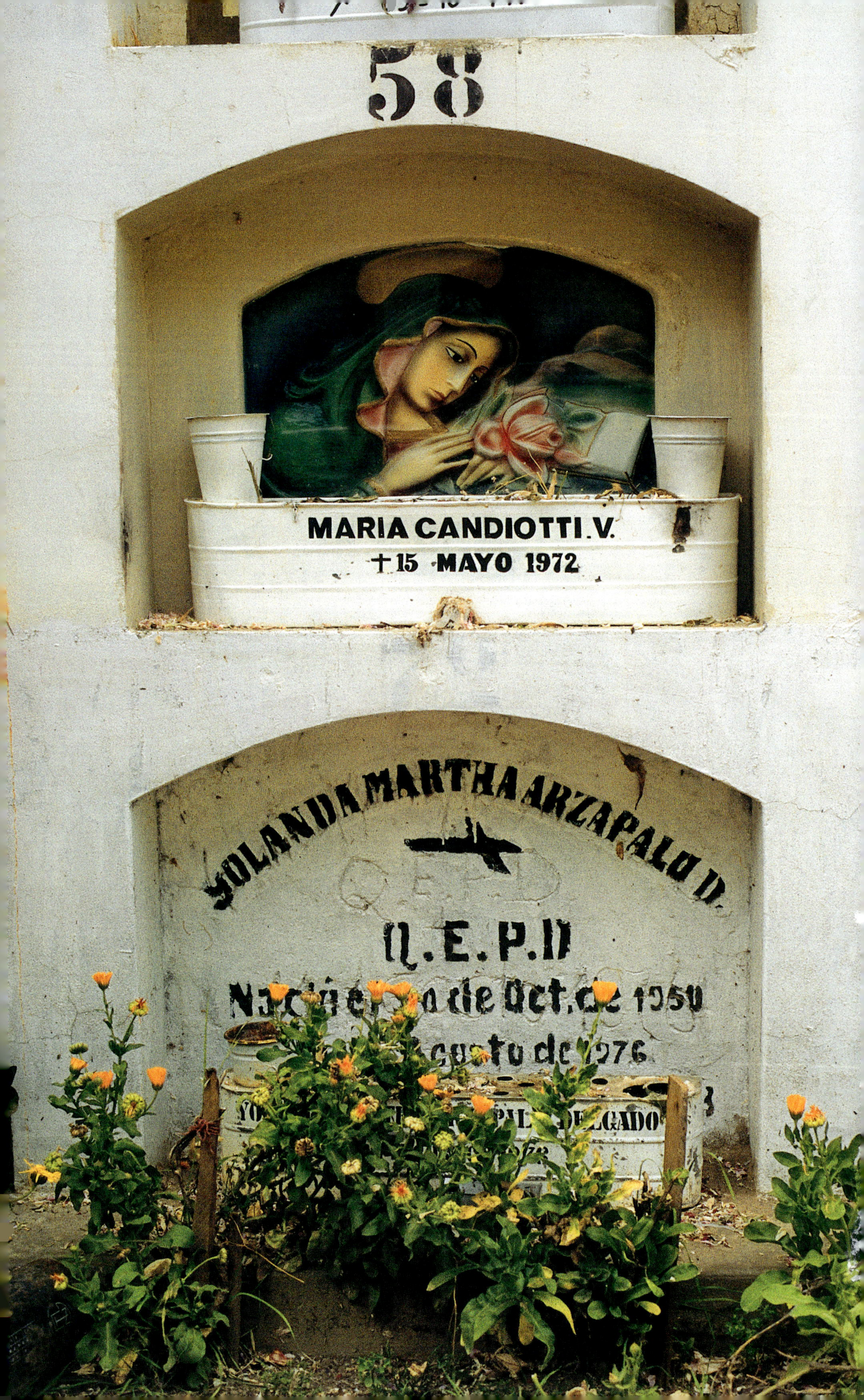
58
MARIA CANDIOTTI .V.
+15 MAYO 1972
YOLANDA MARTHA ARZAPALO D.
Q.E.P.D

Calendula in der Kulturgeschichte

Schon ab dem frühen Mittelalter ist der Anbau von Calendula als Heilpflanze in Klostergärten bezeugt. Auf mittelalterlichen Tafelbildern gehört sie zur Gruppe der Marienpflanzen. Ja, als Totenblume fand sie sogar auf Friedhöfen ihren Platz.

Eine frühe «Positivliste»

Wer Ringelblumen in seinen Garten sät, braucht sich um die Kostenexplosion in unserem Gesundheitssystems keine Sorgen zu machen! 1574 gab der französische Arzt und Pflanzenkenner Antonio Mizaldo in Paris ein Werk heraus, das einer gewissen Kuriosität und neuerlichen Aktualität nicht entbehrt. Es war der *Medicus Hortus et hortense pauperum Pharmacopolinum probatorum Remediorum locuples*, frei übersetzt: Über die Garten- und leicht kultivierbaren Medizinen, die von Zaubertrankhändlern für die Armen als bewährte und ergiebige Heilmittel eingesetzt werden. Es war eine Positiv-Liste. Mizaldo empfahl die Heilpflanzen seiner Liste als billige Medizin für die Armenpraxis. Zwischen Zwiebel, Hollunder, Petersilie, Walnuss, Fenchel, Lattich und Walderdbeeren findet sich auch Calendula und zwar mit dem lateinischen Namen.

Doch wie war die Mittelmeerpflanze in das städtische Paris gelangt? Wenn man bedenkt, dass die Römer um die Zeitenwende bis an die heutige schottisch-englische Grenze vorgedrungen waren und Anlagen von der Größe des Hadrianwalls neben den Wohngebäuden auch Bäder etc. umfassten, ist anzunehmen, dass auch Samen wertvoller Heilpflanzen aus der römischen Medizin im Lederwams mitreisten. Pflanzen wie die Calendula, die so anspruchslos gedeihen und gleichzeitig ein so vielseitiges Heilmittel darstellen, könnten auf diese Weise früh in unsere Breiten gelangt sein. Bisher gibt es darüber keine Dokumente, aber von Benediktinermönchen, die später die römischen Heilpflanzengärten in ihren Klosteranlagen kopierten, die Aussage, dass es im deutschen Norden in Bauerngärten und verwildert Arten gab, die sie erst in Italien näher kennen lernten.

Abb. 48: Hochgrab-Bauten im Conventos OKOPA, Valle de Mantaro, Peru.

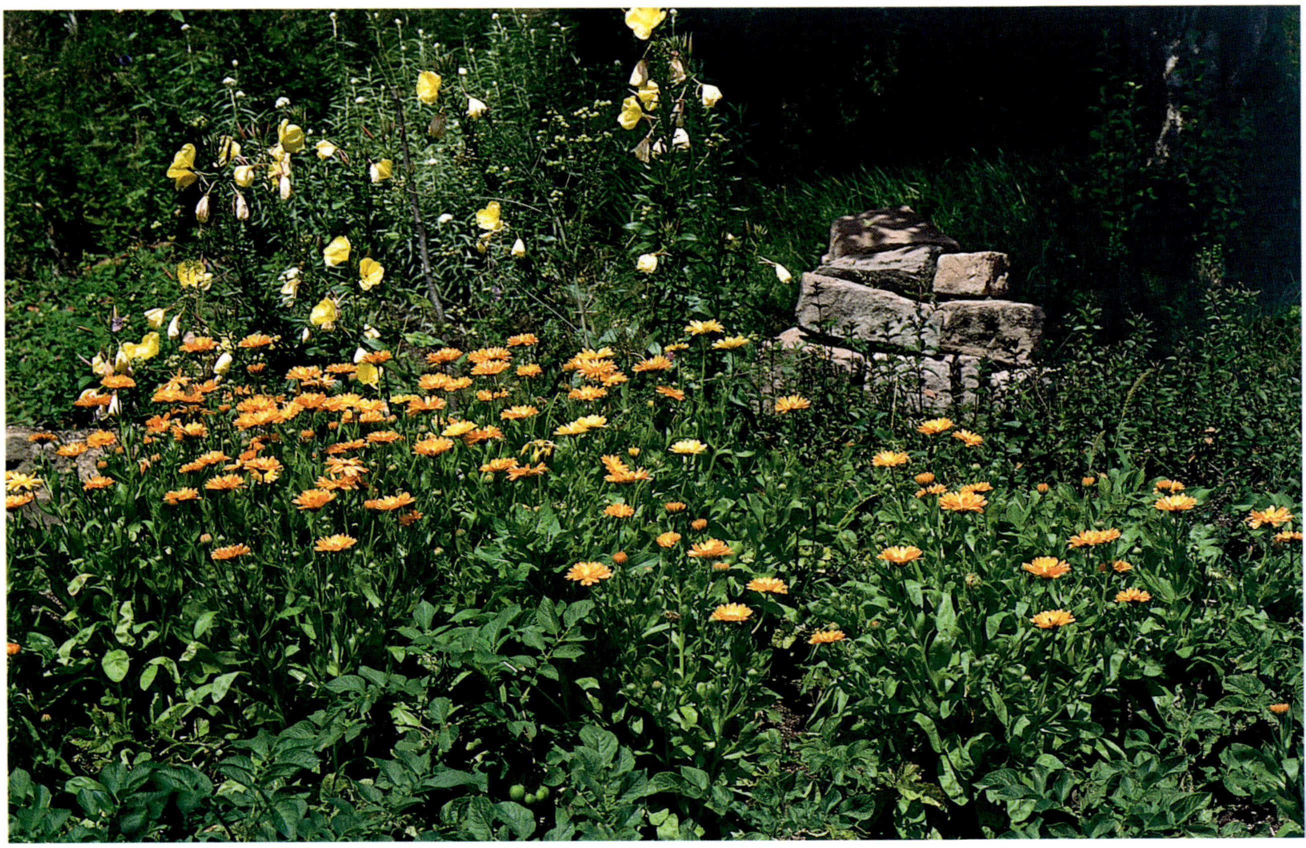

Abb. 49: Seit Jahrhunderten fehlt die Ringelblume in keinem Bauerngarten.

Zur Ordensregel der Benediktinermönche gehörten die Vervielfältigung medizinischer Handschriften sowie naturwissenschaftliche und geisteswissenschaftliche Studien. Pater Geisinger vom heutigen Zentrum fur Umweltfragen und Kultur im Kloster Benediktbeuren berichtet, dass vor der Zerstörung durch die Säkularisation die Klosterbibliothek an die 20.000 naturwissenschaftliche Handschriften und Drucke umfasst habe.

Der «Hortulus» von Walahfrid Strabo

Walahfrid Strabo war Benediktiner. Um 808 in Schwaben geboren, studierte er in St. Gallen und bei Hrabanus Maurus in Fulda. 838 übernahm er als Abt das Benediktinerkloster auf der Insel Reichenau im Bodensee. Zu seinen zahlreichen Schriften gehört auch das *Liber de cultura hortorum,* der *Hortulus,* in dem er in 444 Hexametern 23 Pflanzen und Heilkräuter des Klosters beschreibt. In diesem ersten «Lehrbuch» über den Anbau von Heil- und Nutzpflanzen findet sich Calendula als «Ringeln». Sicherlich hätten die Darstellungen der Verfahren zum Säen und Pflanzen sowie zur Bodenbearbeitung wertvolle Ergänzungen erfahren, wäre Strabo nicht 849 in der Loire ertrunken. Er sollte im Auftrag Ludwigs des Deutschen Karl den Kahlen in Frankreich beraten.

Ab dem 12. Jahrhundert begegnen wir Calendula immer häufiger unter ihren deutschen Namen: Ringula, Ringella, Ringeln. In volkskundlichen, naturwissenschaftlichen und medizinischen Schriften wird sie erwähnt als wachsend in Bauern- und Klostergärten, verwildert an trockenen Sonnenhängen, in Weinbergen, speziell am Kaiserstuhl. Immer häufiger taucht sie auch in der philosophisch-religiösen Literatur auf. In einer Bearbeitung der Genesis aus dem 11./12. Jahrhundert «blüht» Ringeln im Paradiesgarten.

Die Äbtissin Hildegard de Pingua, die bis in unsere Tage hoch verehrte Hildegard von Bingen, geboren 1098, lebte seit ihrem 8. Lebensjahr im Kloster der Benediktinerinnen auf dem Disibodenberg, nach dem Mönch Disibod benannt, der hier die erste christliche Stätte gegründet hatte. Ihre medizinischen und botanischen Kenntnisse verdankte Hildegard, wie sie immer wieder betonte, dem Umgang mit den Kräutersammlerinnen ihrer Heimat, obgleich sie auch im geistigen Austausch mit den führenden italienischen Gelehrten der damaligen Zeit stand. Ihre Kenntnis der Pflanzen vertiefte sie durch sehr genaue Beobachtung der Morphologie, aber auch der Bodenverhältnisse und der Einwirkung klimatischer Faktoren. Und letztendlich vertraute sie auf ihre Intuition, ihre Eingebungen und Visionen, in denen sie Wege und Heilungsmöglichkeiten für sich und andere schaute. Ihre Werke *Scivias* (Wisse die Wege) und ihre Heilmittellehre *Liber simplicis medicinae (= Physica)* sind Dokumente der Selbsterfahrung und der Begegnung mit dem Volk und nicht eine Wiedergabe der von Dioskurides überlieferten Darstellungen. Viele Pflanzennamen, die Hildegard benutzte, stehen sprachlich zwischen Alt- und Mittelhochdeutsch, wobei sie selbst die «Ringeln» zu Ringula leicht latinisierte.

Hildegard von Bingen

Im 13. Jahrhundert findet sich in einer mitteldeutschen Handschrift, die auf Macer Floridus zurückgehen soll, «ringele» zwischen vicbone (Wicke) und scharleye (?). Dagegen suchen wir sie vergebens in der ersten deutschen Naturgeschichte, Konrad von Megenbergs um 1350 entstandenem *Puch der Natur.*

Dagegen taucht sie in der ersten Hälfte des 15. Jahrhunderts im *Zollbuch der Deutschen* in Barcelona auf, und zwar als Fälschung des Safrans. Als Fälschung wurde jede Menge Missbrauch mit ihr getrieben, sodass vielleicht diese Tatsache dazu geführt hat, dass sie auch im *Dispensatorium des Cordus* von 1546 fehlt, obgleich darin circa 700 Arzneipflanzen aus Deutschland und Europa, ja der gesamten damals bekannten Welt verzeichnet waren.

Wie kommt sie in ein Zollbuch?

Im 18. Jahrhundert ist Calendula zusammen mit Arnica eine der wichtigsten Heilpflanzen. Sie trägt inzwischen die verschiedensten volkstümlichen Namen, je nachdem, was die Menschen in ihrem Erscheinungsbild erkennen und wertschätzen. Da steht die Sonnenbraut neben der Warzenblume, die Goldblume neben der Ringelrose, der Hühnernelke und dem Gugelkopf. Als Studentenblume, Fallblume, Ringelnelke, Ringila, Ringella, Todtenblum, Sonnenwirbel, Dotterblum, Regenblum, Gölling und Mariengold erfüllte sie ihre heilende Aufgabe. Im 17. und 18. Jahrhundert soll sie ihre pharmazeutische Hochblüte erlebt haben, und die Drogisten sollen fässerweise ihre Essenz bereitgehalten haben. Kein Wunder, es war die Zeit häufiger, kriegerischer Auseinandersetzungen. Auch in Berichten über den amerikanischen Bürgerkrieg wird Calendula als ausgezeichnetes Mittel bei Verwundungen und Verletzungen gerühmt.

Pharmazeutische Hochblüte im 17./18. Jahrhundert

Ausländische Namen sind überliefert, die nicht immer vom lateinischen Calendula – nach «calendae», dem ersten Tag jedes Monats – abgeleitet sind:

Goudsbloem in Holland, Morgenfrue in Dänemark, Souci des jardins, Fleur de tous les mois, Souci officinal in Frankreich, Ringblomma in Schweden, Ringblomst in Norwegen, Rinderblum in der Schweiz, Maravilla in Spanien und Marigold in England und den USA. Diese Länderliste spiegelt zugleich den Verbreitungs- und Beliebtheitsgrad dieser schlichten Heilpflanze.

Ein prächtiger Pflanzenatlas aus dem 17. Jahrhundert

Große Bedeutung maß ihr Basilius Besler bei, der 1581 – 1629 in Nürnberg lebte und als Apotheker wirkte. «Das herrlichste Werk, das je geschaffen wurde in der Pflanzengeschichtsliteratur», heißt es über seinen prächtigen Pflanzenatlas *Hortus Eystettensis*. Von hochrangigen Kupferstechern, darunter dem Augsburger Wolfgang Kilian, ließ er 1100 Pflanzenabbildungen mit wissenschaftlichen Erklärungen anfertigen. Er legte um das Schloss des Bischofs von Eichstett, Johann Konrad von Gemmingen, herum acht prachtvolle Terrassengärten an, in welchen die ausgefallensten Zwiebelgewächse sowie Kräuter und alle zu dieser Zeit bekannten und gebräuchlichen Heil- und Arzneipflanzen gediehen.

Bei der *Calendula arvensis* kommt es immer wieder zu einer Kuriosität in der Blütenbildung. Aus dem unteren Rand der geöffneten Hauptblüte entsprossen acht bis fünfzehn kleine Nebenblüten. Diese überwuchern die mittelständige Hauptblüte mit etwa 6 cm langen feinen Blütenstängeln. Auch diese ausgefallene Erscheinung wurde in Kupfer gestochen dem großen Werk eingefügt. Unter der Bezeichnung *Calendula proliferata* entwickelte Belser daraus eine eigene Spezies! Einfache und gefüllte Ringelblumenkörbchen unterschied er mit den Bezeichnungen *Calendula lutea flore simplicio, medioruffa* und *pleno*. Diese Dokumente sprechen für die arzneiliche Bedeutung der Calendula wie auch für das exakte Studium Belsers.

«Marienpflanze»

Klein und bescheiden nimmt sich die Ringelblume auf mittelalterlichen Tafelbildern aus. Als Heilpflanze gehört sie zu der großen Gruppe der «Marienpflanzen», die wie Lilien und Rosen häufig das Kleid Mariens schmücken oder auch einfach die «göttliche Natur» als bunte Heilpflanzenwiese bilden. So kniet der Verkündigungsengel auf dem Verkündigungsbild, das Leonardo da Vinci zwischen 1470 und 1479 malte, auf einer Blumenwiese, aus der auch Calendula-Blüten herausleuchten, und reicht Maria die weiße Lilie der Reinheit.

1550 veröffentlicht Giorgio Vasari seine Gedanken zur Einführung der Natur in die Malerei der Renaissance, und bekräftigt darin die Bildauffassung Leonardos: «Ich glaube nicht, mich zu weit von der Wahrheit zu entfernen, wenn ich sagte, der Ursprung aller Kunst sei die Natur selbst, ein erstes Bild und Modell, das schönste Material der Welt, und der Meister und Lehrer war das göttliche Licht, das uns nicht nur über alles Getier erhebt, sondern, wenn man dies so sagen darf, uns zum Abbild Gottes macht. Da es doch geschehen ist, dass einfache Landkinder, roh in den Wäldern aufgewachsen, zu zeichnen begannen, mit nichts als den herrlichen Bildern der Natur umgeben, um wieviel leichter wird es uns dann fallen, zu glauben, dass diese Ersten unter den Menschen, in denen Natur und Intellekt umso schöner sich entwickelten, als sie noch wenig verbildet und noch näher ihrem göttlichen Ursprung waren, dass diese Männer, sage ich, geleitet von der Natur, unterrichtet von der Reinheit ihres unverdorbenen Geistes diese neue, große Kunst hervorgebracht und von kleinen Anfängen zur Vollendung gebracht haben.»

Abb. 50: Emil Nolde, Glockenblumen, Astilben und Ringelblumen

Abb. 51: Emil Nolde, Der Große Gärtner

Gerade in diesem Übergangsbereich von der «kleinen zur großen Kunst» taucht die Ringelblume auf, sei es als spanische Maravilla auf einer Truhe aus Salamanca, sei es auf der handgestickten Leinenschürze eines Burschen aus Borsod in Ungarn.

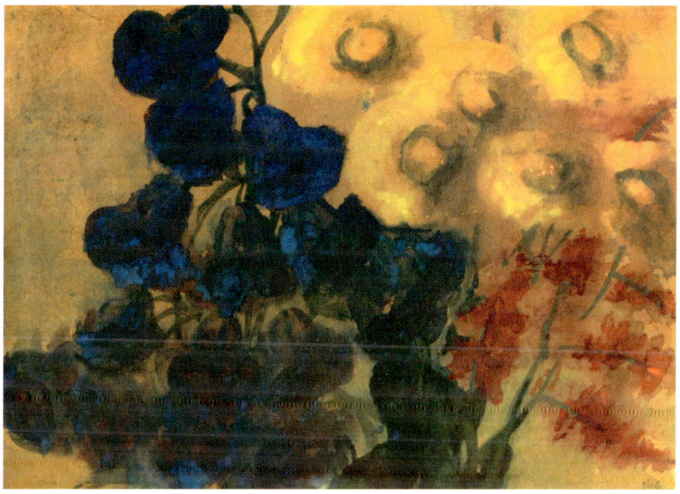

Eine ganz innige Gestaltung mit der Ringelblume fand ich auf einem Hinterglasbild aus Raimundsreut in Bayern, wo sie in allen Stadien ihres Erblühens das weiße Kleid der Anna Selbdritt sowie den Tonnenrock der Maria und des Jesusknaben ziert. Wenn wir bedenken, dass Mantel und Kleid Marias ein Sinnbild für den Kosmos, die ganze Schöpfung darstellen – weshalb sie vorwiegend in Blau und mit Sternen übersät dargestellt werden –, so hat es eine besondere Bedeutung, wenn die heilende Calendula die Stelle der Sterne einnimmt.

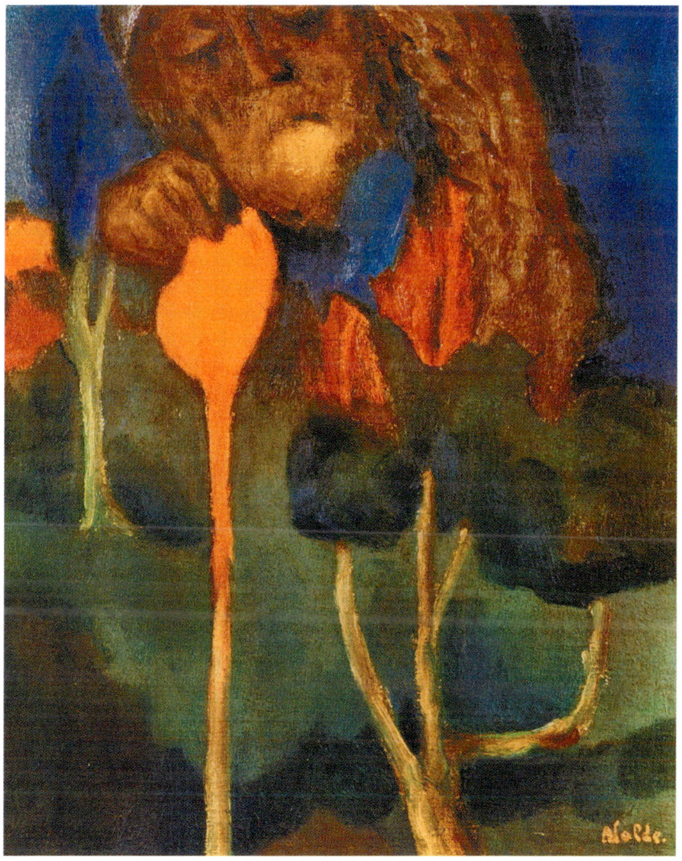

Besonders berührt hat mich ein Gevatterbrief von 1832 aus dem Elsass, der von zwei Calendula-Blütenbögen umrankt wird und so den Bezug herstellt zwischen der mütterlichen Ausstrahlung der Pflanze und dem Kind, für das dieser Brief gedacht war.

Heimatmuseen, volkskundliche Sammlungen sind vor allem in den bäuerlichen Gegenden Ungarns, Österreichs und Deutschlands Fundgruben für den «Sonnenwirbel», die «Goldblume».

Doch wir entdecken sie auch in der Kunst des 20. Jahrhunderts. Emil und Ada Nolde schufen sich auf Seebüll einen «Paradiesgar-

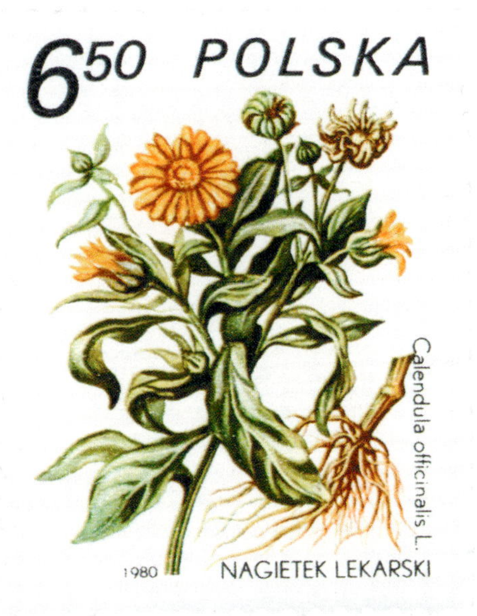

Abb. 52: Ein Briefmarkengruß aus einer polnischen Heilpflanzenserie

ten». Dort durfte Calendula wuchern, und Nolde ließ sie im Aquarell mit Glockenblumen und Astilben zu einer Einheit zusammenfließen. Auf dem berühmten kleinen Aquarell und dem daraus hervorgegangenen tief religiösen Ölbild «Der große Gärtner» leuchtet calendulagelb eine Urpflanze; sie glüht in innerem Licht, das Erdengrün sinkt zurück. Es ist in meinen Augen das innigste und zugleich das großartigste Schöpfungsbild, das ein Künstler des letzten Jahrhunderts geschaffen hat. Ich wünschte, Goethe hätte teilhaben können an diesem Einssein von Mensch, Gottheit und Pflanze. Botaniker mögen sich streiten, ob Nolde wirklich die Calendula wiedergeben wollte. Für mich ist entscheidend, dass er sich tief durchdringen ließ von der Lebenswärme, die nur Calendula so ausstrahlt, dass sich der Widerschein ihres Lichtes auf dem Antlitz des sie Berührenden spiegelt – als trinke der Schöpfer das Licht seiner Geschöpfe. Nolde setzte sie stellvertretend für das Pflanze-Sein und verschmolz sie dadurch mit dem «Licht aus der Krippe» der großen Meister.

Mit der Erfindung der Briefmarke wurde eine reizvolle Möglichkeit geschaffen, einen zusätzlichen Liebesgruß zu schicken. Dabei war es – das zeigen die internationalen Briefmarkenbörsen – niemals gleichgültig, mit welchem Schmuckmotiv der Pflichtbetrag an Thurn und Taxis und ähnliche Unternehmen in allen Ländern abgeführt wurde. Hermann Walter Sieger, der sein Unternehmen zurecht als «Die ganze Welt der Philatelie» bezeichnet, hat auf meine Anfrage die Calendula in der Philatelie ausfindig gemacht. 1951 wurde sie vom Saarland anlässlich einer Gartenblumen-Ausstellung doch tatsächlich in die Reihe der königlichen Blüten erhoben und durfte eng verschwistert mit der Rose die Einladung nach Bexbach aussprechen. Und in Polen erschien die Calendula 1980 innerhalb einer außergewöhnlichen Heilpflanzenserie, die einem kleinen Lehrwerk gleicht. So findet die heilende Calendula auch dorthin Wege, wo sie, klimatisch bedingt, nicht gedeihen kann. Auch dies ein Beitrag zur Kulturgeschichte der Ringelblume.

Als Flor de muerto, als eigentliche Totenblume, erlebte ich Calendula in Peru. Mir erschien sie als das große «Dennoch», als Botón de Oro im Reich des Todes, im Hochtal des Mantaro im Huancayo-Gebiet. Angegliedert an das ehemalige Franziskaner-Kloster Okapa liegt eine mehrere Jahrhunderte alte Totenstadt. In dichten Reihen und verwinkelt ragen kahle, mit Särgen gefüllte Mauern auf. An manchen Stellen starren leere Höhlen aus der Mauer, auf die Aufnahme der nächsten wartend. Nie zuvor hatte ich Calendula-Maravilla so tröstlich wärmend als Balsam für die Seele empfunden, im wahrsten Sinne eine Totenblume, die das Licht des Lebens immer aufs Neue erblühen lässt.

Calendula als Nutzpflanze

Zuerst kam Calendula durch ihre Färbekraft als billige Fälschung von Safran in Misskredit; mit der strengeren Überwachung ging ihr Anbau zurück. Doch könnte sie heute als Nutzpflanze zur Reduzierung des CO_2-Gehaltes der Luft zu neuen Ehren kommen.

Die Ringelblume eignet sich nicht wie viele andere Pflanzenfasern zum Weben, Stricken, Flechten von Seilen und so weiter, und doch hat sie jahrhundertelang unter der etwas fragwürdigen Bezeichnung «Nutzpflanze» eine sehr spezielle Marktlücke gefüllt. Wer sich durch die reine Farbe «Safrangelb» nicht bestechen lässt und der Gewürzaufschrift «Safran» ohne Standortangabe und lateinisch exakte Bezeichnung des Inhalts, nämlich «Stigmata Croci» (Narbenschenkel des Krokus), leicht misstraut, entdeckt, wie hoch die bescheidene Ringelblume manchmal gehandelt wurde. Oder noch wird?

Es gibt kein göttliches Geschenk, das der Mensch nicht auch missbrauchen könnte. Die einfach zu kultivierende und äußerst ergiebige Ringelblume wurde in südlichen Ländern wie Ungarn, aber nach Tschirch auch in China und Bayern mit dem Ziel angebaut, als billige Fälschung teilweise oder ganz an die Stelle von Stigmata Croci, des kostbaren Safran, zu treten.

«Nichts wird so verfälscht wie der Safran», sagte bereits Plinius, der auch Prüfmethoden mitteilte, um zwischen echtem Safran, Calendula und Saflor, der Färberdistel, einer ebenfalls gelben Komposite, zu unterscheiden.

Harte Strafen für Safranfälscher

Auch Heinrich II. von Frankreich erließ 1550 eine Verordnung für Safran und verbannte Calendula als billige und in diesem Falle wertlose Beimischung. Er führte für die entdeckten Fälscher und Händler körperliche Züchtigung ein. Aus Nürnberg ist belegt, dass 1444 und 1456 Apotheker und deren Gattinnen nicht nur mit Geldstrafen geahndet wurden, sondern ihnen angedroht wurde, im Wiederholungsfalle verbrannt oder lebendig begraben zu werden. Eine Tübinger Dissertation von 1881 hält fest, dass im 16. und 17. Jahrhundert in Venedig die gefälschte Ware von der Rialtobrücke in den Kanal

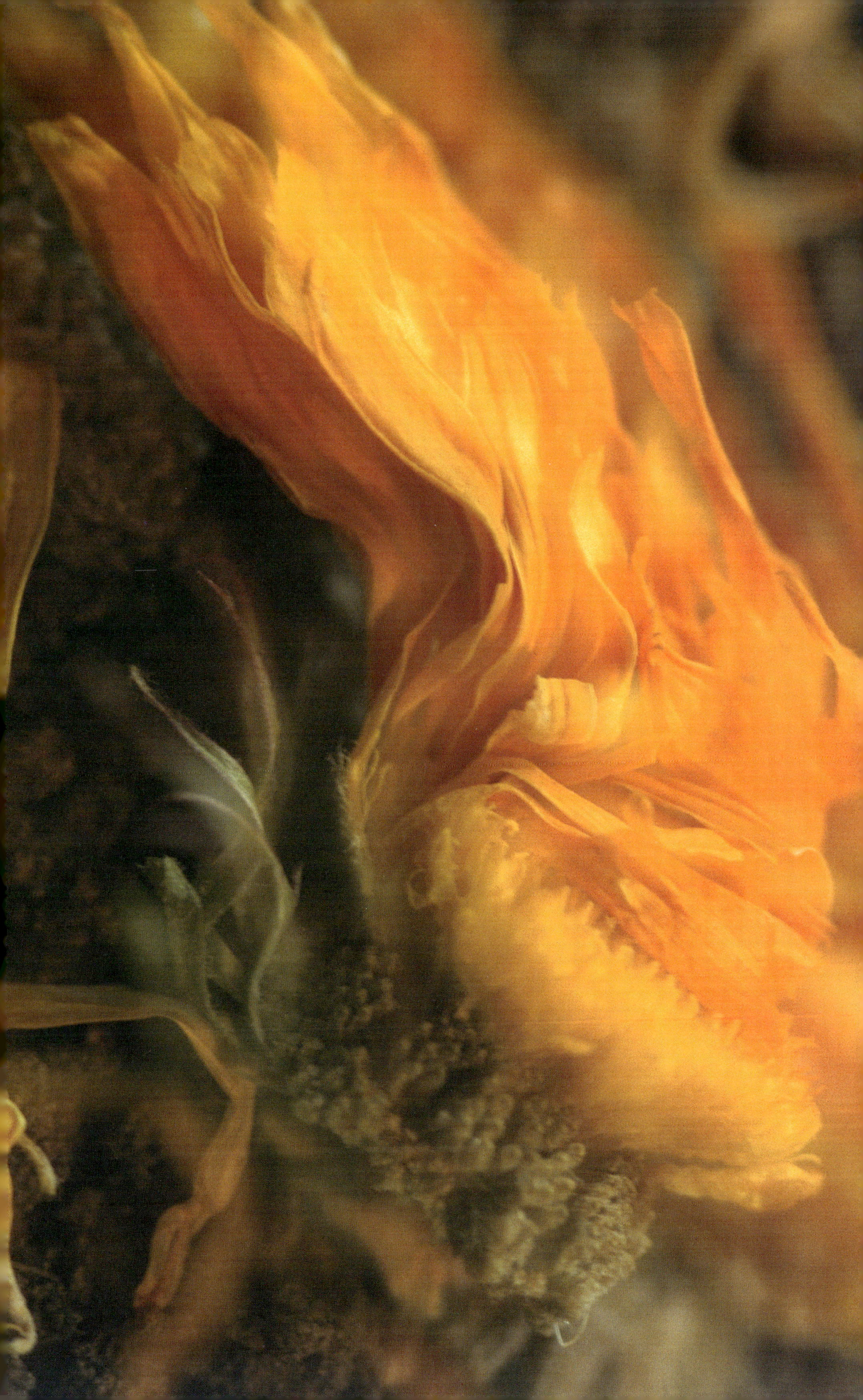

geschüttet wurde. Ein farbenfrohes Spektakel!!! Während in Pisa der Safran-Eid abzulegen war, führte Basel 1420 die Safranschau ein.

«Feminelle» war seit 1832 der offizielle Name für gefälschten Safran. Calendula als der Hauptbestandteil war zur stärkeren Unkenntlichmachung zusätzlichen chemischen Prozessen unterzogen worden. Die vom Fruchtknoten abgelösten gelben Zungenblüten wurden durch einen roten Teerfarbstoff wie Fuchsin oder durch einen Auszug von Campecheholz gefärbt, gefettet und oft auch noch mit anorganischen Salzen wie Baryt beschwert.

1909 wurde in Amerika, wohin vor allem China die Fälschung mit Calendula lieferte, der Name *Calendula tinctura* für die behandelte und in Safran «verwandelte» Ringelblume gebräuchlich.

Dreizipfligkeit und grüne Asche

Wie ist trotz aller trickreichen Fälschung dennoch Calendula von Safran zu unterscheiden? Dazu müssen wir die getrockneten Calendula-Blüten durch Wässern in einen gewissen Frischezustand zurückführen, damit sie sich entrollen lassen und die Zungenblüte ihre charakteristische Dreizipfligkeit an dem äußeren Blütenblattrand zeigen kann. Diese Blütenblatt-Struktur ist weit entfernt von dem Aufbau eines Narbenschenkels, wie ihn der echte Safran aufweist. Unter dem Mikroskop beweisen auch die Pollenkörner mit der grobstacheligen Oberflächenschicht, die nur von Calendula stammen können, die Fälschung.

Im Zusammenhang mit der Bedeutung des Grün in der Lebensgeschichte der Calendula möchte ich den Nachweis von Calendula durch Veraschung, wie er bei kleinen, schnellen Proben sehr gebräuchlich ist, nicht verschweigen: Calendula liefert eine grüne Asche. Mangan soll diese Farbreaktion hervorrufen.

Von der Fülle der Calendula-Felder profitierten nicht nur die Safran-Händler. Bis in die heutige Zeit, bzw. heute erst recht, laufen im nicht kontrollierten Arzneimittel- und Tee-Drogenhandel Versuche, die seltene, geschützte und wesentlich schwieriger zu kultivierende und daher teurere Arnica mit Calendula-Blüten zu «strecken» oder zu verfälschen.

Mit dem zunehmend strenger überwachten Verbot der Calendula zu Fälschungen nahm deren großangelegter Feldanbau ab. Dies bedaure ich in anderer Hinsicht, denn Calendula könnte wirklich aufgrund ihrer vitalen Physiologie und ihrer «Viriditas» eine unserer größten Nutzpflanzen sein.

Rufen wir uns nochmals den Prozess der Photosynthese in Erinnerung und fassen wir das große Licht- und Transsubstantiationsgeschehen in der bekannten Formel zusammen:

$$\text{Lichtenergie} + 6\ CO_2 + 6\ H_2O \text{ ergibt } C_6H_{12}O_6 + O_2$$

Der Heilbronner Arzt Julius Robert Mayer, der 1814 bis 1878 lebte, erkannte richtig, dass es sich dabei um die Umwandlung der Energie sichtbarer Strahlung in diejenige chemischer Bindungen von Molekülen handelt. Er drückte diesen Vorgang in seiner Sprache wie folgt aus: «Die Natur hat sich die Aufgabe gestellt, das der Erde zuströmende Licht im Fluge zu erhaschen und

Abb. 53: Wird Calendula rasch und schonend getrocknet, behält die Tee-Droge ihre Sonnenfarbe.

die beweglichste aller Kräfte in starre Form umgewandelt, aufzuspeichern. Zur Erreichung dieses Zwecks hat sie die Erdkruste mit Organismen überzogen, welche das Sonnenlicht in sich aufnehmen und unter Verwendung dieser Kraft eine fortlaufende Summe chemischer Differenzen erzeugen. Diese Organismen sind die Pflanzen. Die Lichtaufnahme ist erforderlich zu einer Leistung, der Reduktion.» Wo diese Bedingungen herrschen, entfaltet sich Leben zu großer Üppigkeit.

Unschwer erkennen wir, wieviel von dem – inzwischen überreich produzierten und höchst umweltschädigenden – CO_2 bei der Photosynthese verbraucht bzw. in wertvollen Sauerstoff inclusive neue Nahrung verwandelt wird. Dies müsste uns nicht nur zu denken geben, sondern zum Tätigwerden anregen. Calendula ist eine Einjahrespflanze. Sie wächst nicht nur leicht, sondern wuchert geradezu im photosynthetisierenden Grün, verbraucht also in kürzester Zeit eine große Menge an CO_2, d.h. sie bindet es und ist damit selbst ein Mittel zur Reduzierung des CO_2-Gehaltes der Luft. Die Photosynthese stellt ein dreifach wirksames System dar: Assimilation von Kohlendioxid und reduktive Zuckerbildung, Assimilation von anorganischem Stickstoff und oxidiertem Schwefel (Sulfat). Damit werden die lebensnotwendigen Elemente Stickstoff und Schwefel in die Pflanzensubstanz eingebracht und in die Stoffkreisläufe der Natur auf natürlichste Weise eingeschleust.

Kohlenstoff aus Kohlendioxid ist in Form von Kohlenhydraten das Ausgangsmaterial für alle Stoffbildungsprozesse in Lebewesen. Wir erreichten damit einen positiven Zyklus und hätten einen kleinen Spalt die Türe geöffnet, die aus der ständigen Zunahme der Kohlendioxidbelastung unseres Planeten samt seinen Folgen, dem Treibhausklima, herausführen könnte.

Natürlich ist Calendula nicht die einzige Pflanze, die uns auf diesem Weg der Regeneration helfen könnte, aber sie ist zusammen mit Mais, dem Pyramiden-Jakobskraut und den Sonnenblumen allein während einer einzigen Sommerphase eine der effektivsten Pflanzen. Dies wäre nun wirklich ein Grund, sie auch als Nutzpflanze neu zu entdecken und zu ehren.

Abb. 54: Erst wenn die Sonne den letzten Tautropfen aufgeleckt hat, kann die Blüte geerntet werden.

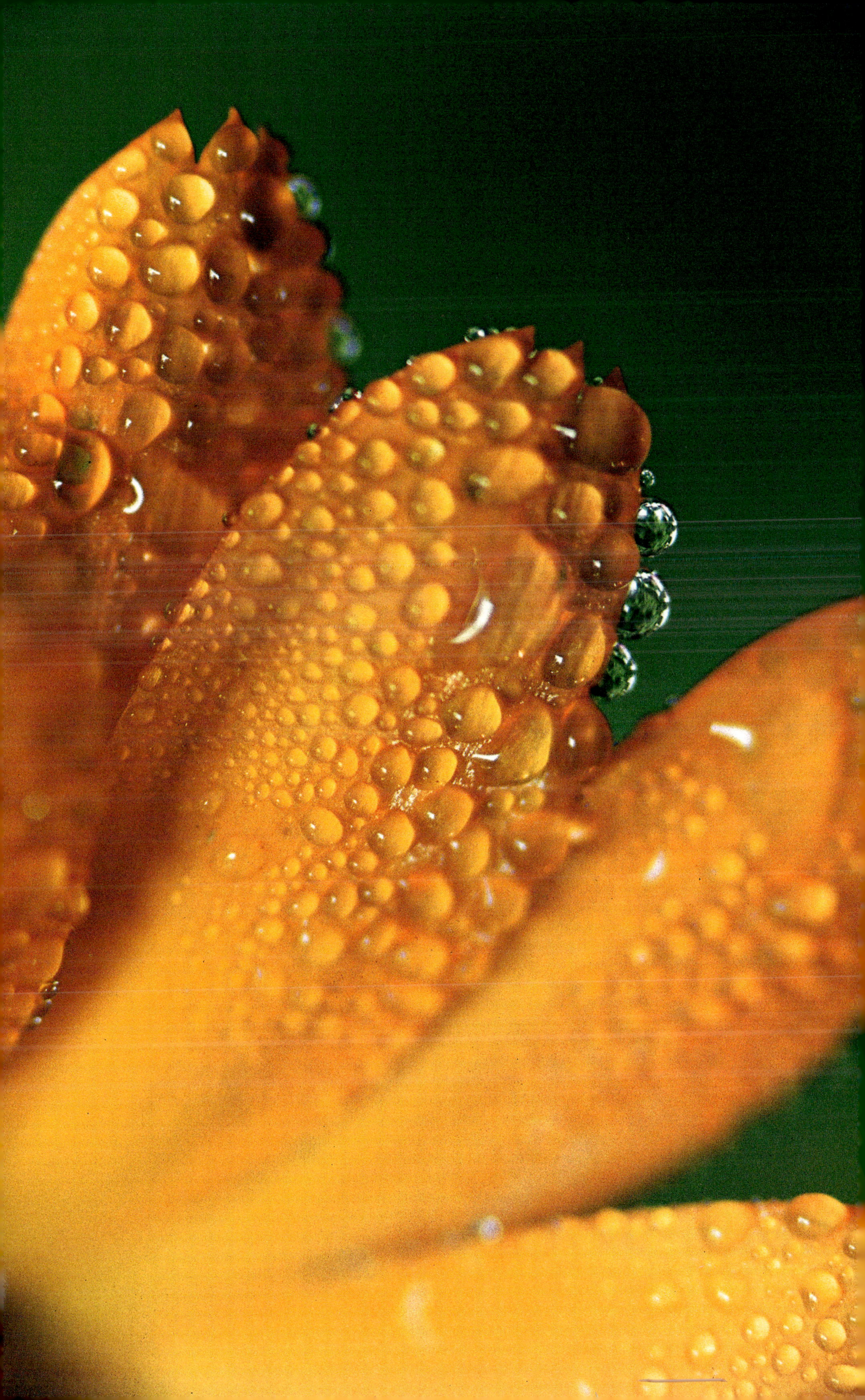

Calendula als Heilpflanze

Die Wirkung einer Heilpflanze hängt von vielen Faktoren ab: lebendigen Qualitäten, chemischen und physikalischen Eigenschaften, Standort, Anbau und Verarbeitung. Vor allem ihre kieselhaltigen Schleimstoffe mit den formgebenden, stabilisierenden und wärmenden Kräften machen Calendula zu einer vielseitig einzusetzenden Heilpflanze.

Calendula im Heilpflanzenanbau

Gibt es Wildpflanzen, die nicht heilen? Je länger und intensiver ich Pflanzen in ihrem Wachsen und in ihren Zyklen beobachte und mich von ihrem Wesen selbst lenken lasse, desto selbstverständlicher wird mir, dass jede ihre Bedeutung lebt, nicht nur in sich selbst und der Umgebung, mit der sie ein Biotop bildet, sondern auch in inniger energetischer Verbindung mit uns Menschen. Diese Zusammenhänge gilt es nicht nur in der medizinischen Anwendung von Heilpflanzen aus Wildsammlungen zu beachten, sondern gerade heute ebenso bei dem zunehmenden planvollen Heilpflanzenanbau.

Heilpflanzen aus aller Welt....

Unsere globale Vernetzung bringt es mit sich, dass die im Mittelalter noch sehr beschwerlichen Handelswege für Gewürze, Duft- und Heilpflanzen wesentlich vereinfacht wurden. So existieren inzwischen viele Seiten lange Listen, wo überall Teedrogen aus Indien, China, den arabischen Ländern, Nord- und Südamerika bezogen werden können. Alle Kontinente leben immer stärker im Austausch ihrer spezifischen Heilpflanzen. Wirtschaftliche Aspekte führen im Konkurrenzkampf auch auf diesem Sektor dazu, dass Pflanzen, die bei uns durchaus heimisch sind, in so genannten «Billigländern» angebaut werden, um sie zu Schleuderpreisen auf den Heilmittelmarkt zu werfen.

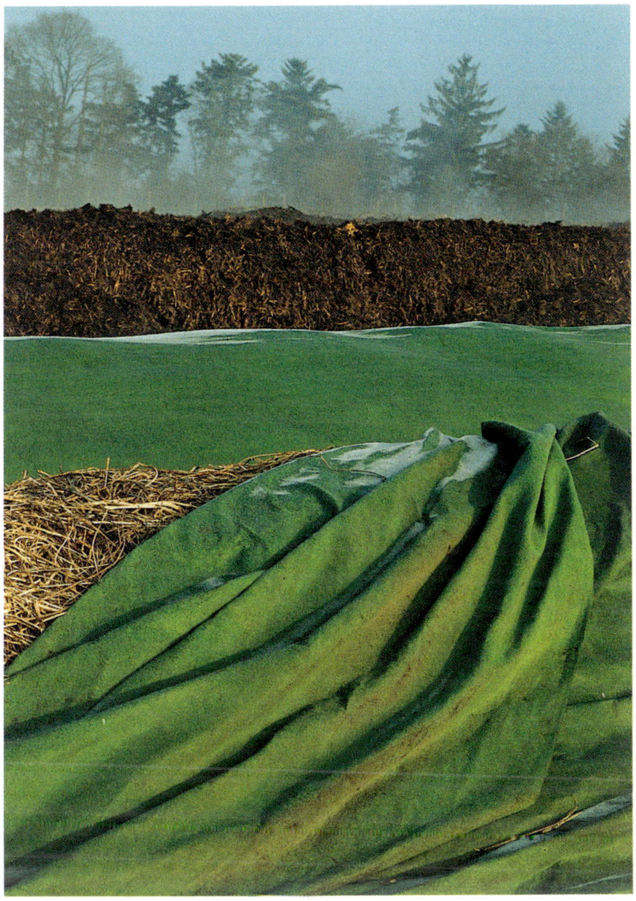

Abb. 55: *Die sorgfältige Herstellung von Kompost zur Rückführung in den Wachstumskreislauf der Heilpflanzen gehört zu den Aufgaben der Weleda-Heilpflanzenkultur.*

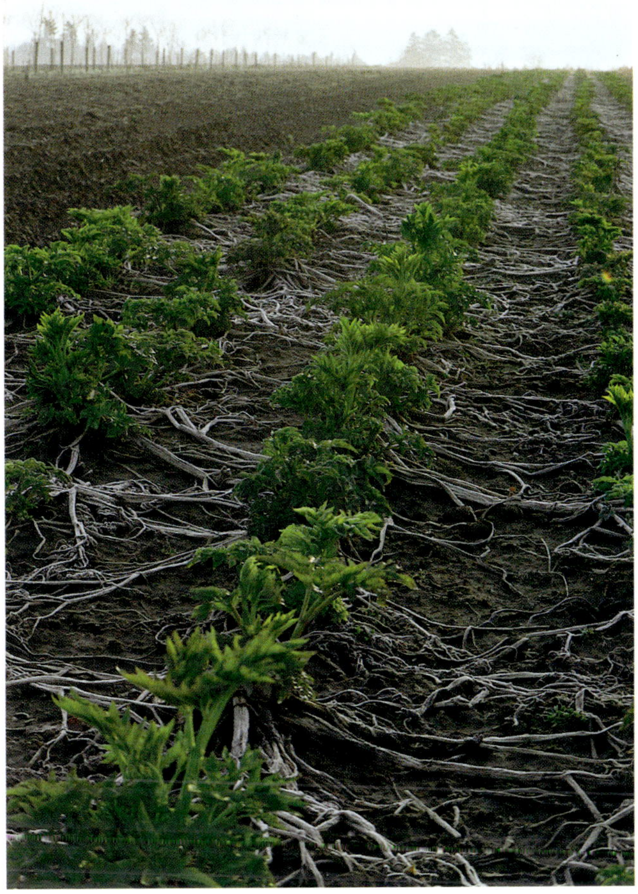

Abb. 56: *Als Vorkultur für Calendula eignet sich zum Beispiel Archangelica.*

... ein fragwürdiger Handel

Das ist in meinen Augen eine fatale Entwicklung, da nicht berücksichtigt wird, dass Pflanze und Mensch in einem energetisch sensiblen Miteinander leben, das umso mehr Bedeutung gewinnt, wenn es um Heilung geht, d.h. wenn ein gestörter oder gar blockierter Energiezustand, der sich langfristig stets in Krankheit äußert, wieder ins Lot gebracht werden muss.

Die gegenseitige Information über natürliche Heilressourcen ist sicherlich ein Fortschritt. Bei manch einer Analyse der Inhaltsstoffe einer ausländischen Pflanze wurde uns erst bewusst, welches Äquivalent an wertvollen Substanzen auch einheimische Gewächse enthalten. Ich will ein ganz einfaches Beispiel wählen: Es gibt sicherlich Hustenfälle, die sich durch die bei uns beheimatete Bryonia nicht ausreichend heilen lassen, bei denen jedoch die peruanische Ipecacuanha-Wurzel den gewünschten Erfolg bringt. Das will ich keinesfalls ausschließen. Aber es gibt z.B. in der Homöopathie die Erfahrung, dass in der nördlichen Hemisphäre Rhus toxicodendron, der nordamerikanische Giftsumach, bei Rheuma, Erkältungen, Sehnenscheidenentzündungen und vielen anderen Krankheiten eine starke Heilwirkung auf den Organismus hat, während er bei denselben Erscheinungen im südasiatischen Bereich ohne Wirkung bleibt.

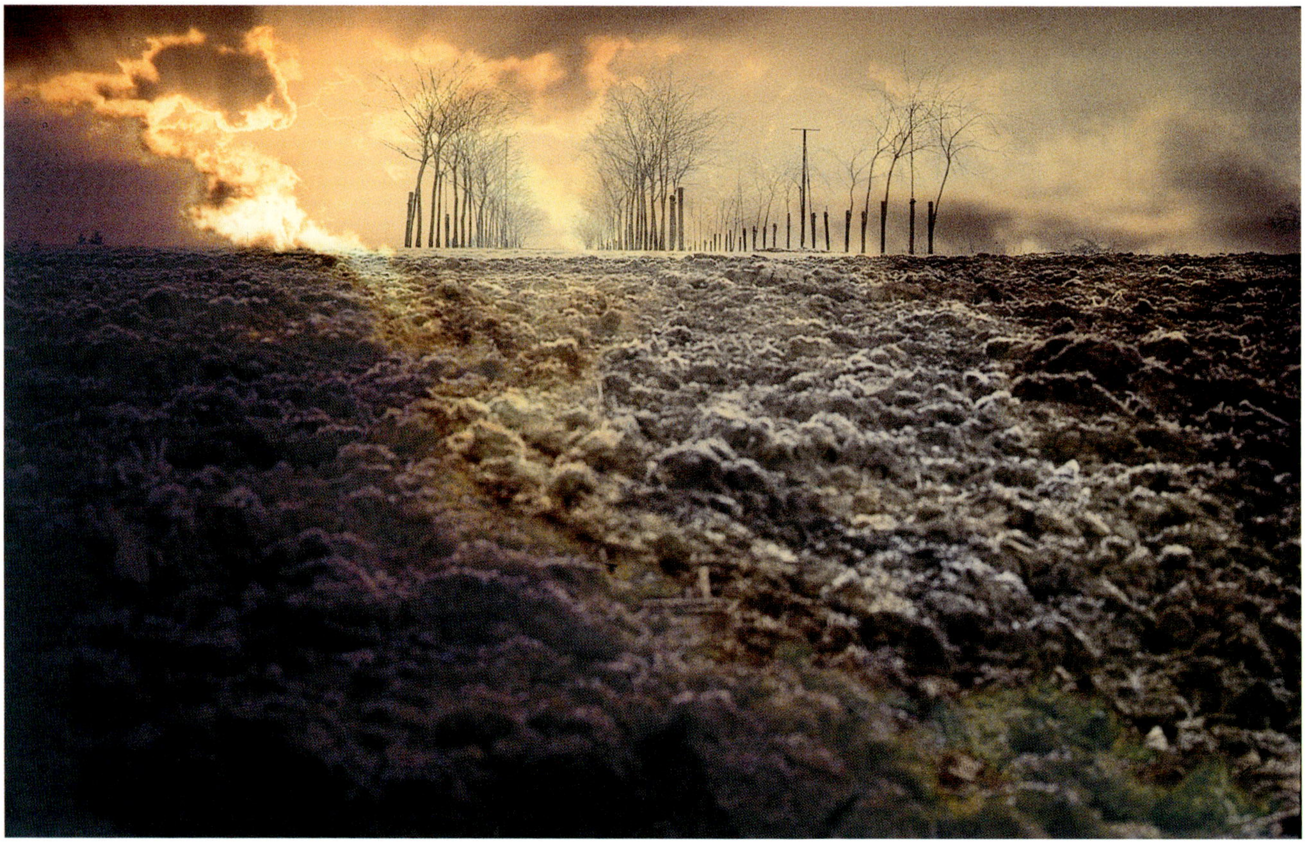

Abb. 57: Nach dem Ernten der Wurzeln der Archangelica ist das Feld gut durchlüftet.

Ob eine Heilpflanze ihre Wirkung entfalten kann, hängt also nicht nur von ihren Inhaltsstoffen und ihrem Wesen ab, sondern vom energetischen Zusammenspiel «aller Beteiligten». Diese Tatsache unterscheidet Natur und Chemie und wirft ein anderes Licht auf den Heilungssektor, wie er bisher verstanden wurde.

Wenn eine Heilpflanze nicht in ausreichender Menge an ihrem natürlichen Standort geerntet werden kann, bedarf es daher einer sorgfältigen Entscheidung, wo und wie sie kultiviert werden soll. Der Heilpflanzenanbau gehört zu den besonders verantwortungsvollen Berufen, wie wir am Beispiel Calendula sehen. Aufgrund ihrer Robustheit und Anspruchslosigkeit bereitet sie zwar weit weniger Kopfzerbrechen als z.B. *Echinacea angustifolia* oder all unsere Waldkräuter wie Bingelkraut, Einbeere, Sauerklee, die ganz spezielle Ansprüche an die Licht -und Bodenverhältnisse stellen; dennoch will ein Calendula-Feld wohl vorbereitet sein, will man eine artgemäße Kultur mit möglichst äquivalenten Jahresergebnissen im Gehalt des Öles und des Extraktes zu erhalten.

Heilpflanzenanbau bei der Weleda

Im biologisch-dynamischen Heilpflanzenanbau, wie ihn die Weleda AG pflegt, geht dem Aussäen der Calendula-Samen eine – mindestens einjährige – Vorkultur voraus. Gute Erfolge erzielt man mit einer zweijährigen Vorkultur von Engelwurz. Warum? Archangelica, die Engelwurz, gehört den Schirmblütlern, den Umbelliferen und damit einer anderen Pflanzenfamilie an als die Ringelblume, die ja zu den Kompositen zählt. Das bedeutet, dass dem Boden andere Nährstoffe entnommen und aufgeschlossen werden und sich das Feld

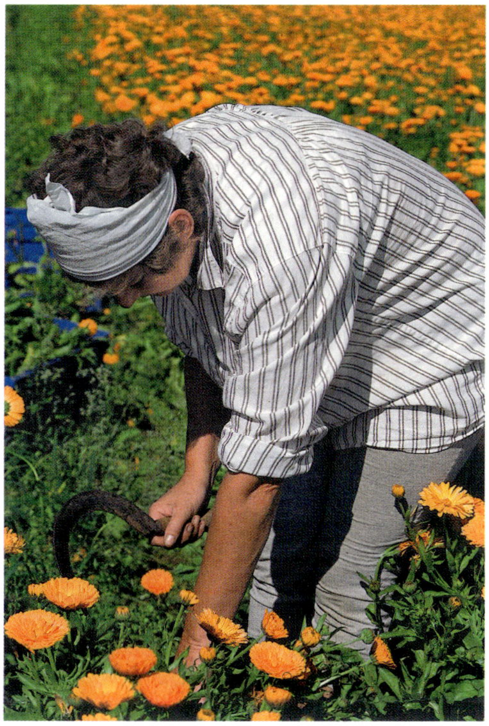

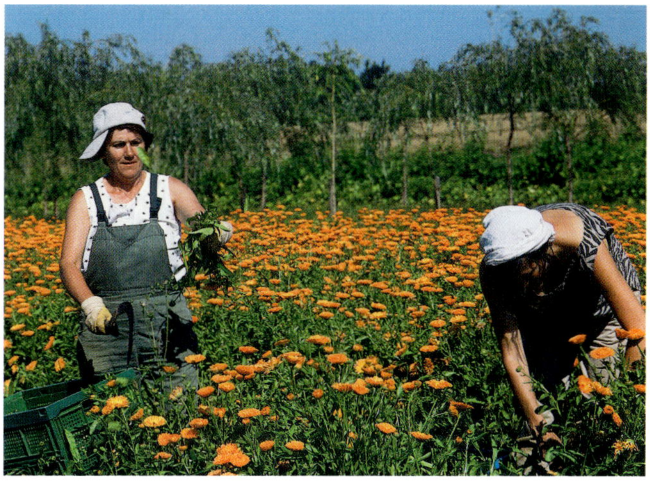

Abb. 58 a und b: In Absprache mit der Weleda-Produktionsabteilung wird Calendula in der täglich zu verarbeitenden Menge jeweils frisch geerntet.

nach den herbstlichen Gaben von eigens zubereitetem Kompost mit den für Calendula wichtigen Stoffen anreichern kann.

Sorgfalt bei der Kompostierung

Kompost ist der elementarste Dünger, da er aus reichlich grüner Pflanzenmasse besteht, die von Wildkräutern stammt, die in den Heilpflanzenfeldern als störende Beikräuter entfernt wurden. Werden Zubereitungen aus Heilpflanzen hinzugefügt, so erhöht sich die durch die Kompostierung bereits angestoßene regenerierende Kraft. Ergänzend regt eine spezielle Hornkieselgabe, direkt auf die Blattrosetten gespritzt, die Wachstumskräfte an und stärkt die Widerstandskräfte der Pflanzen, sodass – im Gegensatz zum konservativen Anbau – keine chemischen Schädlingsbekämpfungsmittel erforderlich sind. Welche Tragweite diese Hornkieselgabe für Pflanzen hat, die zu ihrem Gerüstaufbau der Kieselsäure bedürfen und sie deshalb auch aufschließen können, haben wir bei der Betrachtung der Ringelblume bereits festgestellt. Vor allem aber sind die von Calendula umgeformten Silikate ein für ihre Heilwirkung entscheidender Impuls.

Pionierarbeit der Engelwurz

Voraussetzung für ein gesundes Feldklima ist aber nicht nur die Zusammensetzung des Bodens, sondern auch seine Struktur. Der Ringelblumenanbau erfordert eine lockere Krume, auch wenn, wie wir eingangs gesehen haben, Calendula enorme Kräfte entwickelt, um ans Licht zu drängen. Noch einmal leistet die Engelwurz Pionierarbeit und bereitet die unterirdische Feldstruktur optimal vor. Sie bildet im Laufe einer zweijährigen Kultur ein mächtiges Wurzelwerk aus. Fingerdicke Hauptwurzeln treiben eine Vielzahl feinster Saugwurzeln. Der günstigste Ernte-Zeitpunkt für die pharmazeutisch wertvolle Engelwurz-Wurzel ist unmittelbar nach dem Ende der Bodenfröste, also im Februar, März, das heißt, vom Terminkalender der Calendula aus gesehen, wenige Wochen vor dem geeigneten Aussaat-Termin. Die Ernte der Engelwurz erfolgt mit dem Handspaten, einerseits um die Wurzeln schonend zu gewinnen, andererseits, damit nicht durch die Schwere der Maschinen eine unnötige Bodenverdichtung erfolgt, nachdem der Boden diese natürliche Durchlüftung und Lockerung erfahren durfte.

Der Zeitpunkt der Aussaat der Calendula schwankt, denn Temperatur und Feuchtigkeitsgrad der Erde sind entscheidend für eine rasche und gesunde Keimphase.

Europaweit für den ökologischen Anbau zertifiziert ist die Sorte «Erfurter Orange», die auf den Weleda-Feldern gedeiht.

Während ich in den Eingangskapiteln ausführlich die Wachstumsperiode der Calendula schilderte, möchte ich an dieser Stelle die sorgfältige Ernte beschreiben, die wiederum mit der unmittelbaren Verarbeitung der Frischpflanzen koordiniert werden muss.

Ernte der Calendula

Stehen wir an einem Julimorgen ausnahmsweise so früh auf wie Michael Straub, der als Leiter des Weleda Heilpflanzenanbaus in Schwäbisch Gmünd seine Felder im Sommer um sechs Uhr in Augenschein nimmt, und begleiten ihn zum Calendula-Feld. Er prüft den Feuchtigkeitsgehalt der noch geschlossenen Blütenkörbe und der kurz vor dem Fruchtansatz stehenden offenen Blütenteller. Dem klaren Himmel nach zu urteilen, dürfte der Tau bis etwa 10 Uhr verdunstet sein. Er terminiert mit der Verarbeitungsabteilung im Weleda-Werk die erste Lieferung an reinen Blütenköpfen auf 12 Uhr, denn der Zeitpunkt des höchsten Ölgehaltes der Calendula darf keinesfalls versäumt werden.

Nachdem ein leichter Morgenwind die Wolken verscheucht hat und die Sonne die letzte Nachtfeuchte auf den Blüten hat verdunsten lassen, beginnen viele geübte und flinke Hände am späten Vormittag mit der Ernte. Mit sicherem Blick erkennen die Frauen die schönsten und reifsten Sonnengesichter und pflücken sie heraus. Konzentrierte und zügige Arbeit wird verlangt, um die kostbaren und empfindlichen Inhaltsstoffe schonend zu gewinnen.

Ist die Nachfrage der Produktion an reiner Blütenernte gestillt, dauert es einige Tage, bis die Blüten der Seitensprosse voll entfaltet sind. Wenn das ganze Feld wie im Feuer glüht, erfolgt die große Ernte der ganzen Pflanze durch Sichelschnitt. Diese Art der manuellen Ernte bewahrt die zu verarbeitenden Pflanzen vor Verunreinigungen durch verschmutzte oder vergilbte Pflanzenteile. Es darf auch nur die Menge geschnitten werden, die am selben Tag durch die Mitarbeiter der Produktion aufgearbeitet werden kann. Da die Vitalkraft der Pflanze noch nicht erschöpft ist, kommt es während dieser Erntetage nochmals zu einem Sekundärwachstum. Um die erforderliche Ertragsmenge zu sichern, wird das Feld stets etwas großzügiger angelegt, sodass in ertragreichen Jahren der Feldertrag den Bedarf an Calendula-Pflanzen übersteigt. Dann bleibt zur großen Freude aller Kinder und Spaziergänger noch ein Restbestand stehen.

Gründüngung – Heilkraft für die Erde

Jetzt wachsen die Pflanzen heran, die in den Folgewochen als «Gründüngung» untergegraben werden und einer Pflanze einer anderen Familie den Nährboden bereiten. Mit ihren in die Tiefe reichenden Pfahlwurzeln holten die Calendula-Pflanzen gelöste Salze und Spurenelemente aus Bodenschichten, in die Flachwurzler nicht dringen können. In ihrem Stoffwechsel bildeten sich während ihrer Wachstumsphase ätherische Öle. Nun wirken sie, über die Gründüngung in die Erde gebracht, bakterizid und spermizid, z. B. gegen Wurzelälchen, wie wir sie als Befall bei Karotten, Kartoffeln, Rüben etc. bis zur Vernichtung ganzer Feldbestände kennen. Sicherlich hat die Beobachtung und Erfahrung, dass in der Nachbarschaft von Calendula gesunde Pflanzen gedeihen, zu ihrem Beliebtheitsgrad im Bauerngarten beigetragen. So ist ein Calendula-Feld noch lange nach der Erfüllung seiner oberirdischen «Aufgaben» von nachhaltigem Nutzen.

Substanz und Energie

Wenn wir das Wesen einer Pflanze und ihre Heilkraft ergründen wollen, müssen wir sie in ihrer Ganzheit vor unserem geistigen Auge haben. Wir müssen ihr Aussehen und Stoffwechselgeschehen untersuchen, aber auch, welche Inhaltsstoffe in Extrakten, Ölen, Tinkturen, Dekokten spezifische Wirkungen entfalten.

Arzneimittelbild

Bedenken wir nochmals die herausragenden Abschnitte der Entwicklung von Calendula und die dabei in Erscheinung tretenden Stoffwechselprozesse und Reaktionsweisen. Setzen wir diese in Verbindung mit den bisher isolierten und geprüften Inhaltsstoffen, so dürften wir das Arzneimittelbild von Calendula umfassend verstehen lernen.

Mit einem kraftvollen Durchsetzungsvermögen richtete sich die Ringelblume polar zwischen Erde und lichtem Luftraum auf. Was die medizinische Erfahrung auch neueren Datums zeigt, ist die Durchsetzungskraft der Calendula-Saponine, wenn es um die Zerstörung der Fettschichten des Hefepilzes Candida geht, der immer häufiger als Ursache von Darmstörungen angesehen wird. Ebenso erfolgreich hemmen ihre Flavonoide krankhaftes Bakterienwachstum.

Im ersten Sonnenlicht stülpen die Epidermisschichten der Ringelblumen-Keimblätter mit ätherischem Öl gefüllte Drüsenhaare aus. Wie durchdringend es duftet, merken wir bei der zartesten Berührung. Bei der Anwendung am Menschen soll es tief lockernd auf die Muskulatur wirken, die Schweißabsonderung drosseln, die Herzfrequenz senken, also seine Durchdringungskraft – trotz Isolierung – bis in tiefe Gewebeschichten weiter entfalten.

Das bedeutet doch, dass all diese Stoffe das Wesenhafte der Pflanze in sich tragen und dass es einer besonders schonenden Behandlung der Pflanze bedarf, um diese Wesenskraft auch im getrockneten Blütentee, in der Tinktur, im Gesamtpflanzenextrakt zu erhalten.

Das Merkmal «Haften»

Die Eigenschaft des Haftens tritt zutage beim langsamen Loslassen der Samenhülle, dem gegenseitigen Sich-Stützen der Seitentriebe, der Klebrigkeit der gesamten Oberfläche aller Sprosse, dem Festhalten der Zungenblüten an der entstehenden Frucht. Das Merkmal «Haften», das die gesamte Lebenszeit der Calendula prägt, tritt auch in der Wundheilung, bei der Regeneration der Haut als heilendes Agens hervor. Wo wäre es wichtiger als in der Säuglings-und Altenpflege? Sanft haftend, schützend, bewahrend, und doch atmend legt sich die zarte Creme oder das Calendula-Öl auf die kindhaft empfindliche oder durch Alterstrockenheit brüchige Haut.

Zusammenwirken *aller* stofflichen Bestandteile

Wuchernd entfaltet sich das üppige Grün, und es ist schwer nachvollziehbar, welche Dynamik im Inneren der Mitochondrien herrscht, dieser Zellkörper, die eine Art chemischer Fabrik in Miniaturausgabe darstellen. Als analysierte Bestandteile liegen die unterschiedlichsten organischen Säuren vor: Laurin-, Myristin-, Palmitin-, Salicyl-, Oxal-, Zitronen-, Ascorbin-, Apfel-Säure, ergänzend phosphorsaure Salze, Triterpenalkohole, Triterpendiole, Bitterstoffe, Phytosterole. Diese Liste möge aufzeigen, wie wenig sinnvoll es ist, die Wirkung einzelner Stoffe zu betrachten; wahrzunehmen ist vielmehr, wie das Zusammenwirken ganz umfassende Reaktionsweisen ermöglicht. Ohne die Verwendung der Blätter in Ergänzung zur Blüte kämen wir nicht in den Genuss aller heilenden Eigenschaften von Calendula, auch wenn es sich oftmals als sinnvoll erweist, die reine Blütenwirkung einzusetzen.

Ein Mittel gegen Krebs?

Der Impuls der Reduktion leitet die Entwicklung der Blüte ein. Das Wuchern wird zurückgedrängt, um der Klarheit des Blütenrunds Raum zu geben. Lange Zeit wurde gerätselt, warum die Ringelblume schon im 19. Jahrhundert gegen Krebs eingesetzt worden war und dann wieder, was diese Indikation betrifft, in Verruf geriet. Frische Blüten und Blätter in Ziegenmilchbutter eingearbeitet, war ein Rezept, das äußerlich angewandt worden war, um schwere, bösartige Geschwüre vor allem der Brust zu heilen. Durch die Verwendung von Blättern und Blüten kann eine Übertragung der Stoffwechselimpulse erfolgen, die wir in den vorangehenden Kapiteln als Charakteristika von Calendula kennen lernten: Formgebung, Stabilisierung, Klarheit, Wärme, Durchdringung, Haften. – Im Krebsgeschehen entbehren die Zellen der klaren, formgebenden Impulse, was sich auch in der Psyche als Mangel an Durchsetzungskraft spiegeln kann. Frauenärzte, die heute bei offenkundiger Krebsdisposition Calendula D 12 als Prophylaktikum einsetzen, bauen auf diese formgebenden, die Zellstrukturen erneuernden Impulse und die Anregung der Selbstheilungskräfte durch eine Art Reiztherapie. Dem homöopathischen Präparat Calendula D 12 liegt in der Ausgangspotenz der frische Saft der gesamten Pflanze zugrunde.

Potenzieren

Der langwierige Prozess des Potenzierens, d.h. des Lösens der Calendula-Energie von der Substanz und ihrer Bindung an ein Medium, das vom Körper aufgenommen werden kann, führt zu einer Wesensbegegnung von Pflanze und Mensch auf einer höheren Ebene, auf der sich Heilung ereignen kann. Die Lebensgerade, auf der das Krebsgeschehen wie ein Entgleisen empfunden wird, ist in Wirklichkeit eine unendliche, aufwärtsgerichtete Spirale, deren Wurzel in früheren Leben und uns unbekannten Vergangenheiten liegen mag, wie dies bei Pflanzen genauso der Fall ist. Erlebtes haftet aus Urtiefen dem Bewusstsein an und tritt oftmals im Krankheitsgeschehen als ein – auch von außen mitbeeinflusstes – multifunktionales und zugleich sehr individuelles Ereignis zutage. Dies sollte im therapeutischen Ansatz berücksichtigt wer-

Abb. 59: Dem frisch gewonnenen Calendula-Öl entströmt der balsamische Duft des ganzen Feldes.

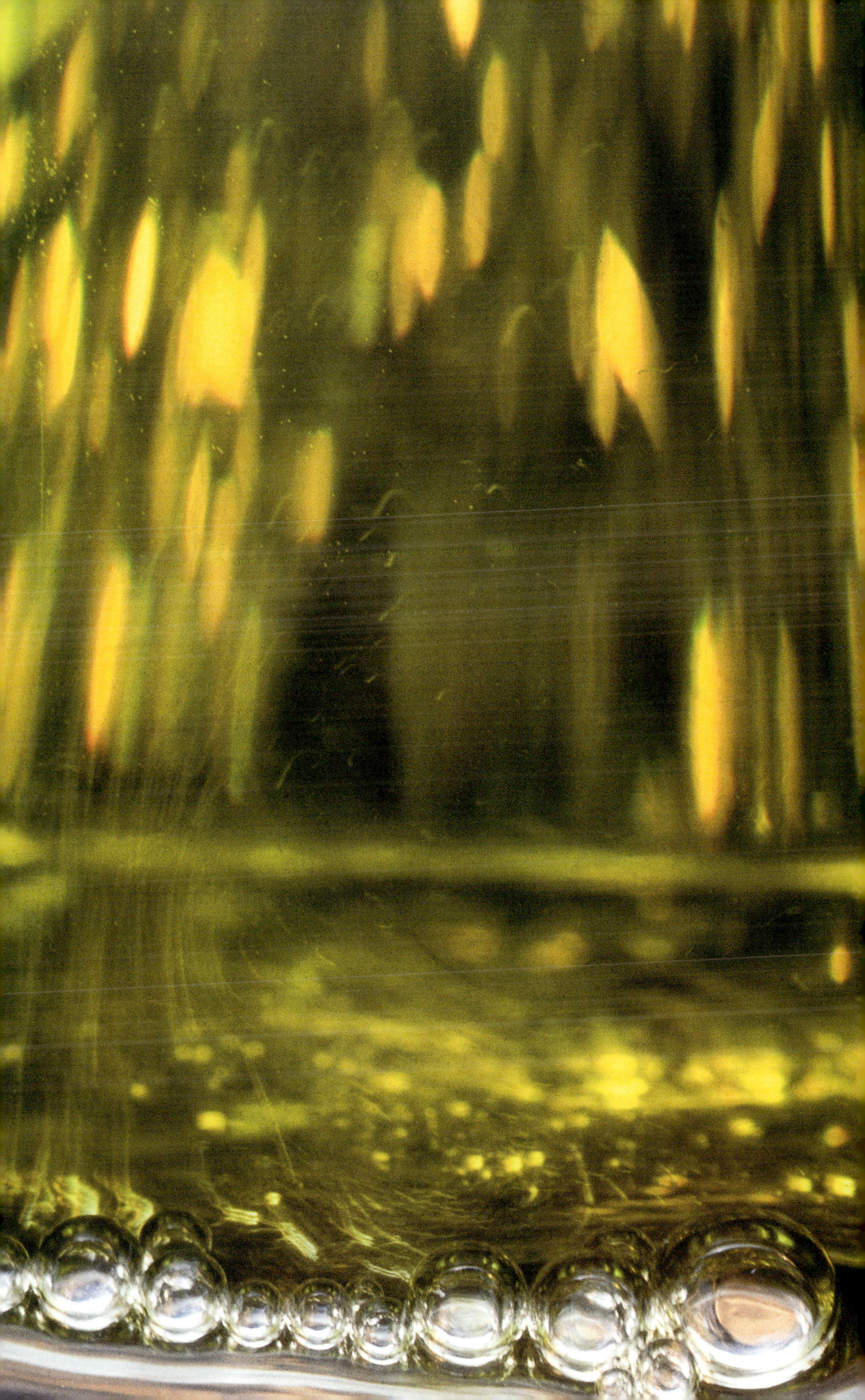

den. In diesem Zusammenhang ist die Ringelblume nur eine unter vielen Pflanzen, die ordnend, kräftigend, formgebend, regulierend auf das Immunsystem wirken; doch absolut herausragend ist sie in der Vielzahl ihrer Möglichkeiten, individuell zu wirken. (Bei der Betrachtung ihrer heilenden Wirkung aufgrund ihrer Besonderheiten im Mineralischen werde ich weiter unten nochmals auf ihre stabilisierende Wirkkraft eingehen.)

Fahren wir in der Betrachtung der Entwicklung heilender Kräfte im Jahreszyklus fort. Das leuchtende Calendula-Feld strahlt zeitlose Ruhe und Hingabe aus bei gleichzeitiger intensiver Bewegung innerhalb des großen Biotops Feld. Dasselbe gilt für den Bauerngarten oder das Wildvorkommen am Trockenhang.

Strahlkraft und Wärme

Nach der Reduktion der wild-wuchernden Blatt-Entfaltungen im Fluss der Zeit und dem rötlich schimmernden Hüllblattspitzen-Hinweis auf die Farbreduktion im Chlorophyll folgt die Entwicklung der klar leuchtenden Strahlkraft eigentlich mit absoluter Konsequenz, so wie in der Kindheitsentwicklung auf Fieber- und Wachstumsschübe eine gesteigerte Klarheit in der Aussage des Ich hervortritt. Carotinoide, Rubixanthin, Violaxanthin, Lycopin, oftmals zusammengefasst mit schleimbildenden Substanzen im Begriff Calendulin, d.h. Lichtfarben von großer Sonnenkraft vereinen sich mit weichen, die Samtstruktur unterstützenden Stoffen, die zu einer neuen Stufe der Wesenheit Calendula führen. In der Säuglings-und Kindheitsphase brauchen wir die verschmelzende Begegnung mit diesen wärmenden, und dennoch nach Freiheit strebenden Kräften.

Schleimstoffe und Kolloide

Blüten-Schleimstoffe haben etwas auffallend Dynamisches bei gleichzeitiger Ruhe und dem Hang zur Dauerhaftigkeit. Selten gibt es Teedrogen, die noch nach Monaten ihre frische Farbe so leuchtend bewahrt haben, wie dies bei den sorgfältig getrockneten Blütenkörben von Calendula der Fall ist. Dies liegt an dem Gehalt eines hochviskosen Schleims, der auch bei Eintrocknung noch Geschmeidigkeit und ein gewisses Maß an Feuchtigkeit bewahrt. Kieselsäure kann als Kolloid die plastische Natur des Flüssigen annehmen. Jahrhundertelang diente sie als Konservierungsmittel, um Eier in ihrer Frische auch den Winter über vor Fäulnisprozessen zu bewahren. Sie bildet zusammen mit dem Kalk der Eierschale ein mikrofeines Schutzgitter, das die Poren vor dem Eindringen von Luft bewahrt.

Schleimstoffe und Kolloide können durch Wassereinlagerung quellen. Sie verleihen Spannkraft, bewahren die Struktur auch bei Wasserentzug und unterstützen so das Überstehen von Dürreperioden. Das Geheimnis des Sonnenschutzes, des unbeschadeten Überstehens eines wolkenlos blauen Himmels mit sengender Sonne, dürfte in der Schleimkomposition mit Carotinoiden begründet sein.

Abb. 60: Mysterium Calendula: Eine Heilpflanze verwandelt das Licht.

In den Calendula -Schleimstoffen wirken die Kräfte der Kieselsäure ausgleichend, durchformend, regulierend auf Gewebe und Sinnessphäre. In diesem Wechselspiel lässt sich angstfrei und sicher leben, was wir uns für unsere Kinder als Entwicklungsklima wünschen. Durch die liebevolle Anwendung

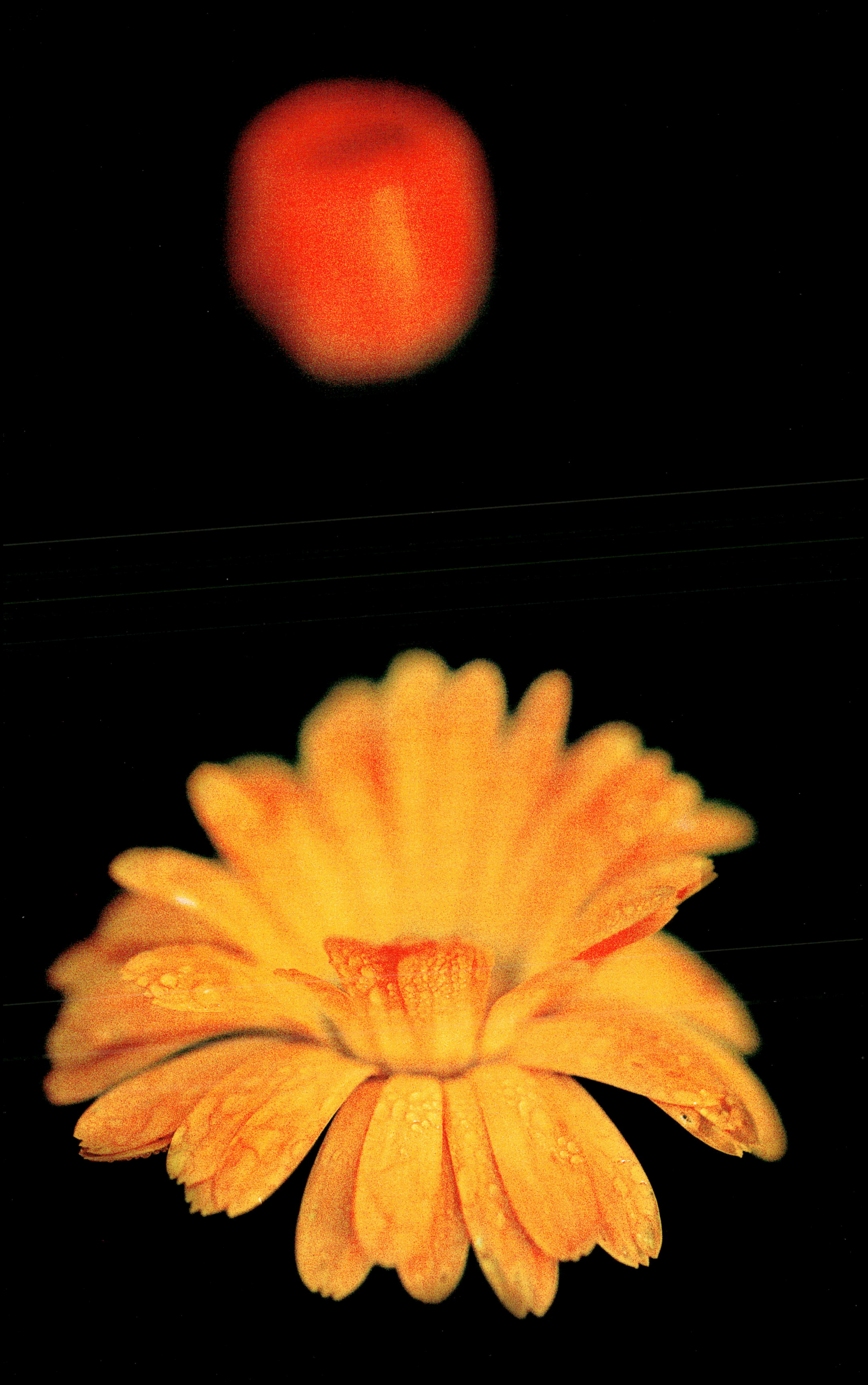

der die Haut pflegenden Salben-Öl-Kompositionen tragen wir über unser Bewusstsein das ganze Blütengeschehen hinein in das Erblühen unserer Kinder. Substanz und Energie sind nicht zu trennen, obgleich die analytische Naturwissenschaft uns immer wieder das Gegenteil beweisen will.

Einheit in der Polarität

Auch im Geistigen erleben wir die Einheit in der Polarität und erinnern uns an die Gleichzeitigkeit der Prozesse in der zweiten Entwicklungsphase.

Text und Bilder sollten uns eine Empfindung davon vermitteln, dass mit der Fruchtreife die Krönung des Lebens erreicht ist. Auf das Zusammenziehen im Zentrum der Blüte, wo die Röhrenblüten ohne Aussicht auf Fruchtentwicklung absterben, folgt ein letztes Ausdehnen des gesamten Blütenbodens und die Bildung von Früchten, deren abenteuerliche Oberflächen im grünen Zustand nun doch an eine Laubblattmetamorphose bis zur feinsten Fiederung erinnern. Bei *Calendula arvensis* wird dies in ihrem schlichten, übersichtlichen Fruchtkorb ganz klar sichtbar.

Mineralisierung und Individualisierung

Auf diesen angedeuteten Reduktions- und Entwicklungsschritt folgt die Mineralisierung und Individualisierung der außergewöhnlichen Fruchtformen. Obgleich die Salze, Spurenelemente, Mineralien natürlich in der Wachstumsperiode schon vorhanden waren oder während dieser Zeit umgeformt oder gebildet wurden, treten sie erst nach der Kristallisation für das Auge sichtbar als Teil des heilenden Prinzips zutage, nämlich des Prinzips, das – auch im Menschen – für den Aufbau der Zellwände, die Festigkeit des Gewebes, die Abdichtung der Gefäßwände verantwortlich ist.

Zu den Veränderungen im Intermediärstoffwechsel, d.h. den Stoffwechselvorgängen im Zellen- und im Zellkernbereich, führen Reaktionen wie Oxidation und Reduktion, Säure-, Fett-, Seife-, Salzbildungen. Wir sahen, dass die Metamorphose durch eine Reduktion ausgelöst wird. Oxidbildung ist eine Sauerstoffreaktion. Dabei werden energiereichere, jedoch instabile Verbindungen in energieärmere, aber stabile übergeführt. Die Umkehrung der Photosynthese findet statt, wiederum unter dem Impuls des Elementes Luft.

Kieselsäure hatten wir kennengelernt als wichtigen Pflanzenbaustein in Calendula. Am Ende der Vegetationsperiode bildet sich unter Wasserabspaltung Siliciumoxid, eine stabile Verbindung, wie sie in reiner Form im Bergkristall vorliegt.

Der Bergkristall als Heilstein

Unser Wissen über die geistig-seelische Kraft der Mineralien können wir nicht im Chemiebuch finden, vielmehr in der Erfahrungskunde von Menschen, die mit Heilsteinen arbeiten. Der Bergkristall galt in allen Kulturen als Heilstein; die Griechen nannten ihn «krystallos», tief gefrorenes Eis. Dieses absolut reine Siliciumdioxid löst im Menschen aus, dass tiefe Erinnerungen wieder in das Bewusstsein geholt und verlorengeglaubte Fähigkeiten wieder belebt werden, dass die Klarheit in der Selbsterkenntnis gefördert wird, im körperlichen Bereich ein Ausgleich erwirkt wird zwischen linker und rechter Gehirnhälfte. Siliciumdioxid löst einen Impuls aus, der zur Mitte führt, der die Drüsentätigkeit anregt, Fieber senkt, Schmerzen und Ödeme lindert, den Magen-Darm-Stoffwechsel günstig beeinflusst.

So wie die Kieselsäure für die Ringelblume während ihrer gesamten Vegetationszeit ein Stützskelett bildet, so wirkt auch zum Beispiel das Konstitutionsmittel *Silicea* (aus der Kieselsäure der Diatomeen gewonnen, siehe oben S. 68) in übertragenem Sinn auf den menschlichen Geist. Der geistige Zustand, der der Kieselsäure bedarf, ist durch Schwäche, Verwirrung, Furcht, Nachgiebigkeit, mangelnde Standfestigkeit gekennzeichnet. Im Körperlichen finden wir Verhärtung: verhärtete Tumoren, alte Warzen, Abszesse, schleimig-eitrige Absonderungen, mangelnde Granulation. All das weiß die Volksmedizin über die Heilwirkung von Calendula zu sagen.

Arzneimittelbild von Silicea

Eine Schwäche der Ringelblume macht sich manchmal in den Augustwochen bemerkbar. Die robuste Ringelblume reagiert mit großer Sensibilität auf starke Temperatur- und Feuchtigkeitsschwankungen, indem sie gegenüber dem Blattmehltau anfällig wird. Auch dies ist ein Hinweis auf ihre Kieselsäure-Natur. In der klassischen Homöopathie finden wir im Arzneimittelbild von Silicea: Verschlechterung bei nasskaltem Wetter und nach einem Bad!

Ein Pflanzenleben als Potenzierungsschritt?

Die Frage taucht auf, ob ein Pflanzenleben einen Potenzierungsschritt im Sinne der Homöopathie darstellt. Dann lägen uns in den Pflanzenextrakten bereits Naturhochpotenzen vor, wenn wir das hohe Alter unserer Blütenpflanzen in Betracht ziehen. Unleugbar wird das Mineralische durch die Pflanze auf eine Energiestufe gehoben, die es uns ermöglicht, auch die in der Tiefe der Erde wirkenden Kräfte menschengemäß therapeutisch einzusetzen.

Metallpflanzen

Wer den Heilpflanzengarten der Weleda AG in Schwäbisch Gmünd besucht, wundert sich gewiss über die Beschilderungen an einigen Pflanzbeeten, die mit den Abkürzungen Cu, Fe, Sn, Pb auf die so genannten Metallpflanzen hinweisen. Von Gärtnerhand hinzugefügt durchwandern die homöopathisch aufbereiteten Metalle in einem dreijährigen Rhythmus die Stoffwechselabläufe bestimmter Pflanzen. Die schließlich daraus gewonnenen Produkte gelten als gesteigerte Pflanzenextrakte, was ihre arzneiliche Wirkung betrifft. – Was hier bewusst mit einigen Pflanzen gestaltet wird, ist ein Prinzip, das sich im großen Pflanzenreich in aller Stille unaufhörlich vollzieht. Es bezeugt die Nähe der Naturreiche von Mineral und Pflanze und zeigt die vielen Möglichkeiten der Verwandlung und des gegenseitigen Sich-Durchdringens. Phytomedizin und die Homöopathie beziehen in dieses schöpferische Durchdringen den Menschen heilend mit ein.

Fülle zeichnet Calendula aus. Fülle an Vitalität bedingt wohl die Fülle an den verschiedensten Inhaltsstoffen. Inzwischen gibt es eine nicht mehr überschaubare Vielzahl von Calendula-Rezepten, und ihre medizinischen Anwendungen reichen von **A**kne bis **Z**ahnfleischentzündungen. Mir geht es nicht um eine Rezeptsammlung, sondern um das Verständnis der heilenden Urkraft der Calendula. Die Durchdringung von Substanz und Energie in sonnenklar leuchtender Gestalt, das ist Calendula. Wundern wir uns nicht mehr, weshalb die Menschen im Mittelalter sie als Heil- und Marienpflanze auf ihren Altären und auf Tafelbildern verehrten.

Der Name Mariengold ehrt die Ringula und ist die schönste Zierde für ihre Bescheidenheit und Heilkraft.

Literaturverzeichnis

Bruns, Margareta: *Das Rätsel der Farbe,* Reclam Verlag, Stuttgart 1997.

Buslau, Sven-Jörg / Hembd, Corinna: *Calendula,* Heyne Verlag, München 1999.

Cáceres, Armando: *Plantas de Uso Medicinal en Guatemala,* Editorial Universitaria, San Carlos 1996.

Das Kräuterbuch der 1000 Jahre, Verlag Konrad Kölbl, Grünwald 1976.

Das Totenbuch der Tibeter, übersetzt von S. Schumacher, Diederichs Gelbe Reihe, München 1996.

Encke / Buchheim /Seybold: *Handwörterbuch der Pflanzennamen,* Ulmer-Verlag, Stuttgart 1984.

Engel, M.: *Flora Magica,* R. Löwit Verlag, Wiesbaden; Lizenzausgabe: Keysersche Verlagsbuchhandlung, München.

Garcke, August: *Illustrierte Flora,* Parey Verlag, Berlin/Hamburg 1972.

Gienger, Michael: *Steinheilkunde,* Neue Erde Verlag, Saarbrücken 1995.

Haftmann, Werner: *Emil Nolde,* Dumont Schauberg, Köln 1964.

Hansen, Hans Jürgen: *Europas Volkskunst,* Stalling Verlag, Oldenburg 1967.

Heeger, E. F.: *Handbuch des Arznei-und Gewürzpflanzenanbaus,* Harri Deitsch-Thun, Frankfurt 1989.

Kent, James Tyler: *Arzneimittelbilder,* Haug Verlag, Heidelberg 1985.

Pelikan, Wilhelm: *Heilpflanzenkunde,.* Der Mensch und die Heilpflanzen. Bd. I – III, Kassette; Verlag am Goetheanum, Dornach 1999.

Reinbothe, H. / Wasternack, C.: *Mensch und Pflanze,* Quelle und Meyer Verlag, Heidelberg 1986.

Roth, Gabrielle: *Totem. Gelebter Schamanismus,* Wilhelm Heyne Verlag, München 2000.

Schlee, Ernst: *Volkskunst in Deutschland,* Callwey , München 1978.

Schunk, R.: *Heilpflanzen natürlich aus der Apotheke,* Kaulfuss Verlag, Abtswind 1979.

Steiner, Rudolf: Vortrag am 31. Oktober 1923; in *Mensch und Welt. Das Wirken des Geistes in der Natur. Über das Wesen der Bienen.* Gesamtausgabe (= GA) Nr. 351, Rudolf Steiner Verlag, Dornach 5. Aufl. 1999.

Steiner, Rudolf: *Wenn die Erde Mond wird,* Du Mont Verlag, Köln 1992.

Tamas Hofer, Tamas / Fel, Edit: *Ungarische Volkskunst,* Corvina Verlag, Budapest 1994.

Urania Pflanzenreich, Höhere Pflanzen 2, Verlag Harri Deutsch, Zürich/Frankfurt 1974.

Urieli, Baruch Luke / Müller-Wiedemann, Hans: *Übungswege zur Erfahrung des Ätherischen.* Empathie, Nachbild und neue Sozialethik. Verlag am Goetheanum, Dornach 1995.

Vasari, Giorgio: *Die Lebensbeschreibungen der berühmtesten Architekten, Bildhauer und Maler.* Verschiedene Ausgaben.